I0781809

Naturliga strategier för hantering av åderbråck

Kosttillskott, näringsämnen och alternativa terapier för förebyggande och behandling av åderbråck och venösa sår

César González Andrade

Varning

Hälsovetenskap, liksom näringslära, byter ständigt område, därför kan informationen här variera. Den här boken är avsedd för informationsändamål och informationen som presenteras bör inte betraktas som en ersättning för ett medicinskt recept, diagnos eller behandling. Författaren kan inte hållas ansvarig för eventuella skador som orsakas av att denna varning har utelämnats. Det rekommenderas alltid att konsultera en läkare eller nutritionist.

Index

6

Införandet

Åderbråck och kronisk venös insufficiens är tillstånd som
drabbar miljontals människor över hela världen och orsakar
inte bara smärta och obehag, utan även kosmetiska problem
som kan påverka livskvaliteten. För dem som lider av dessa
tillstånd kan sökandet efter effektiva och naturliga lösningar
vara en väg full av frustrationer och besvikelser. Den här
boken presenteras som en omfattande och lättillgänglig guide
för dem som vill ta itu med åderbråck ur ett holistiskt perspek-
tiv, genom att kombinera näring, kosttillskott och alternativa
terapier.

I "Naturliga strategier för hantering av åderbråck" utforskar vi
en mängd viktiga näringsämnen, kosttillskott och växtbaserade
behandlingar som har visat sig vara effektiva vid hantering och
förebyggande av åderbråck och venösa sår. Varje kapitel i den
här boken är noggrant utformat för att ge information baserad
på vetenskaplig forskning, kliniska erfarenheter och tradi-
tionella metoder som har stått sig genom tiderna.

Från omega-3 och deras roll i venös hälsa, till kraften i Cen-
tella Asiatica och Ginkgo Biloba, kommer vi tillsammans att
upptäcka hur dessa näringsämnen och medicinalväxter kan bli
oumbärliga allierade i din kamp mot åderbråck. Vi kommer
också att ta upp effekterna av fysisk aktivitet, vikten av
kroppsviktsbalans och specifika strategier för att förbättra ve-
nös hälsa i arbetsmiljön.

Den här boken fokuserar inte bara på den fysiska aspekten av venös sjukdom, utan erkänner också vikten av ett omfattande tillvägagångssätt som inkluderar sinnet och anden. Metoder som yoga och meditation presenteras som kompletterande verktyg för stresshantering och förbättrad cirkulation, vilket visar att totalt välbefinnande är möjligt genom ett mångfacetterat tillvägagångssätt.

När du fördjupar dig i dessa sidor kommer du inte bara att hitta värdefull information, utan också hopp och motivation. Den här boken är skriven för dig som letar efter en naturlig och effektiv lösning på dina venösa problem. Oavsett om du är patient, sjukvårdspersonal eller bara någon som är intresserad av att förbättra ditt välbefinnande, kommer "Naturliga strategier för att hantera åderbråck" att ge dig de verktyg och den kunskap som behövs för att ta kontroll över din venhälsa på ett informerat och initiativtagande sätt.

Låt mig följa med dig på denna resa till ett liv med mindre smärta, mer vitalitet och optimal venös hälsa. Jag är övertygad om att man med rätt information och strategier kan uppnå en bättre livskvalitet och äntligen säga adjö till åderbråck. Låt oss börja denna väg till fullständig och naturlig venös hälsa tillsammans!

Omega-3 och deras roll i hanteringen av åderbråck

Har du någonsin undrat hur något så litet som en oljekapsel kan påverka problem så komplexa som åderbråck? I det här kapitlet kommer vi att utforska den roll som långkedjiga omega-3-fettsyror (LCn3) spelar för kardiovaskulär hälsa och, mer specifikt, i åderbråck, de synliga, vidgade venerna som främst kan dyka upp i benen.

Omega-3-fettsyror är kända för sin förmåga att förbättra kardiovaskulär hälsa, men visste du att de också kan ha en roll i hanteringen av åderbråck?

Omega-3 spelar en avgörande roll för att modulera blodfettnivåerna. De kan hjälpa till att sänka triglyceriderna i serum och öka HDL (det "goda" kolesterolet) något. Dessa förändringar i lipidprofiler är fördelaktiga för att upprätthålla ett hälsosamt kardiovaskulärt system och kan, i samband med åderbråck, bidra till att förebygga komplikationer i samband med dålig cirkulation.

En av de mindre kända, men lika viktiga, fördelarna med omega-3 är deras förmåga att fungera som antiinflammatoriska medel. Detta är särskilt relevant om du lider av sår i samband med åderbråck. Nya studier har visat att omega-3-tillskott resulterade i betydande minskningar av längden, bredden och djupet av sår. Dessutom förbättrade dessa fettsyror insulinkänsligheten och minskade nivåerna av C-reaktivt protein (CRP), en inflammatorisk markör. Den typiska dosen för dessa fördelar är 1000 mg två gånger dagligen.

För grupper med särskilda behov, till exempel personer som är gravida eller ammar, eller de som tar blodförtunnande läkemedel, är medicinsk övervakning avgörande innan man börjar med omega-3-tillskott på grund av risken för läkemedelsinteraktioner och biverkningar som blödningskomplikationer.

Istället för att bara fokusera på kosttillskott uppmuntrar jag dig att överväga att inkludera livsmedel som är naturligt rika på Omega-3 i din kost. Fet fisk som lax, makrill och sardiner, samt nötter och frön, är inte bara utmärkta källor till omega-3, utan de erbjuder också ett brett utbud av andra viktiga näringsämnen som kosttillskott inte kan ge. Dessa hela livsmedel hjälper till att stödja en balanserad kost och en hälsosam livsstil, vilket är avgörande för att hantera åderbråck.

Praktiska tips för intag av omega-3

1. Diversifiera dina källor: Införliva en mängd olika Omega-3-källor i din kost, inklusive fet fisk som lax och sardiner, samt chiafrön och valnötter.

2. Hälsosam matlagning: Förbered din fisk bakad eller grillad istället för stekt för att bevara essentiella fettsyror och undvika ohälsosamma fetter.

10

3. Kosttillskott av hög kvalitet: Om du väljer omega-3-tillskott ska du leta efter de som är certifierade för sin renhet och fria från föroreningar som kvicksilver.

Hur mycket omega-3 behöver jag dagligen?

Den rekommenderade dosen kan variera, men mellan 250 mg och 1000 mg EPA och DHA kombinerat dagligen föreslås för friska vuxna.

Kan omega-3-tillskott interagera med andra mediciner?

Ja, särskilt med blodförtunnande medel. Omega-3 kan öka risken för blödningar, så det är viktigt att rådgöra med en läkare innan du börjar ta tillskott om du tar mediciner som warfarin.

Kan vegetarianer få i sig tillräckligt med omega-3?

Vegetarianer kan välja växtkällor som linfrön, chiafrön och valnötter, eller kosttillskott som härrör från alger.

Tips för medicinsk övervakning

Om du bestämmer dig för att ta omega-3-tillskott är det lämpligt att gå på regelbundna kontroller för att övervaka din allmänna kardiovaskulära hälsa och justera doserna vid behov.

Rapportera eventuella biverkningar, såsom rapningar med fisksmak, orolig mage eller allergiska reaktioner, till din läkare.

Se till att din läkare utvärderar hela din kost och livsstil för att korrekt justera eventuella omega-3-tillskott i samband med din allmänna hälsa.

Slutsats

Även om långkedjiga omega-3-fettsyror inte direkt åtgärdar åderbråck, kan deras inverkan på den allmänna hälsan och mikrocirkulationen vara en viktig komponent i din hanteringsstrategi. Är du redo att göra en liten förändring i din kost som kan ha en betydande inverkan på din livskvalitet?

Utvärdering av zinksulfat vid behandling av venösa sår

Har du någonsin känt den frustrationen när du följer en behandling som inte ger de förväntade resultaten? I det här kapitlet kommer vi att fördjupa oss i utvärderingen av zinksulfat, en föreslagen behandling för venösa sår, och ta en närmare titt på dess effektivitet och relevans för personer som du som har att göra med åderbråckskomplikationer.

Zink spelar en avgörande roll i många biologiska processer, inklusive kollagensyntes och immunfunktion, som båda är viktiga i sårläkningsprocessen. Men när det kommer till venösa sår är historien mer komplex än den kan verka vid första anblicken.

Genom studier som har varierat i metodik, från doser på 440 till 660 mg per dag och behandlingstider på fyra veckor till ett år, har försök gjorts att bestämma effekten av zinksulfat vid läkning av venösa sår. Intressant nog har resultaten inte visat några statistiskt signifikanta skillnader mellan zinksulfatbehandling och kontrollgrupper, oavsett placebo eller ingen behandling.

Baserat på tillgängliga bevis rekommenderas det att enbart zinksulfat betraktas som en kompletterande behandling, efter att ha utvärderat andra metoder som är mer effektiva och bättre stödda av vetenskaplig forskning. Det är viktigt att förstå att även om zink är avgörande för många biologiska processer, har dess tillskott inte visat sig vara en definitiv lösning för venösa sår.

Mätning av zinknivåer i serum har varit en del av utvärderingen i flera studier, vilket visar på vikten av att övervaka
dessa nivåer för att korrekt justera doseringen och undvika feltolkningar som kan påverka behandlingens effektivitet.

Även om det är viktigt för kollagensyntesen och immunfunktionen, har zinktillskott inte visat någon tydlig fördel i
läkningshastigheten för venösa sår, vilket tyder på att tillräckliga nivåer av zink är nödvändiga, men inte tillräckliga i sig för
att säkerställa läkning.

Säkerhetsöverväganden vid användning av zinksulfat

Studier har rapporterat att biverkningarna av zinksulfat är
milda, inklusive symtom som förstoppning, illamående och
utslag. Det är dock viktigt att vara vaksam på dessa effekter,
särskilt hos patienter som kanske tar höga doser eller som
redan har tillstånd som sannolikt kommer att förvärras.

Praktiska tips för användning av zinksulfat

1. Välj högkvalitativa zinksulfattillskott, som är certifierade för sin renhet för att säkerställa effektivitet och minimera riskerna för föroreningar.

2. Överväg att krämer eller geler som innehåller zinksulfat appliceras direkt på venösa sår, enligt tillverkarens instruktioner för att undvika irritation eller biverkningar.

Hur mycket zinksulfat kan jag ta dagligen för åderbråck?

Doseringen kan variera, men det rekommenderas att inte överstiga 440 mg till 660 mg per dag. Det är viktigt att följa din läkares rekommendationer för att anpassa dosen till dina specifika behov.

Kan zinksulfat interagera med andra mediciner?

Ja, zinksulfat kan interagera med vissa antibiotika och läkemedel mot reumatoid artrit, vilket minskar deras absorption. Rådgör alltid med din läkare innan du kombinerar behandlingar.

Vilka livsmedel är rika på zink?

Ostron, rött kött, fjäderfä, bönor och nötter är utmärkta källor till zink. Att integrera dessa livsmedel i din kost kan hjälpa till att upprätthålla optimala nivåer utan behov av överdrivna tillskott.

Det är viktigt att utföra blodprover med jämna mellanrum för att övervaka zinknivåerna i kroppen och justera tillskottet efter behov för att undvika toxicitet eller brist.

Rapportera eventuella nya eller förvärrade symtom, såsom illamående eller utslag, till din läkare omedelbart för att bedöma behovet av att justera din behandling.

Om du funderar på att öka ditt zinkintag genom kosten kan en konsultation med en nutritionist ge en balanserad kostplan som uppfyller dina näringsbehov utan att överskrida säkra zinkgränser.

Slutsats: Att tänka på framtiden

Även om zinksulfat har undersökts som ett behandlingsalternativ, är bevisen för dess effektivitet begränsade och bör utvärderas noggrant jämfört med andra, mer etablerade behandlingsalternativ. I nästa kapitel kommer vi att lära oss om en fördel med zink.

Med dessa rekommendationer hoppas vi att du känner dig mer förberedd att diskutera med din läkare vilka behandlingsalternativ som är bäst lämpade för dig. Är du redo att fatta välgrundade beslut som optimerar ditt välbefinnande och din hantering av åderbråck?

Näringsmässiga och dermatologiska strategier för omfattande hantering av åderbråck med zink

Föreställ dig att du känner en konstant klåda i benen, ett symptom som inte bara gör dig obekväm, utan också håller dig vaken på natten. Föreställ dig nu att du upptäcker att detta obehag inte bara kan vara relaterat till synliga åderbråck utan också till din huds fuktstatus och zinknivåer i kroppen. I det här kapitlet undersöks detta samband och praktiska rekommendationer baserade på de senaste rönen.

Åderbråck påverkar inte bara cirkulationen och estetiken i dina ben, utan de kan också ha en betydande inverkan på din huds hälsa. Aspekter som återfuktning av stratum corneum och transepidermal vattenförlust (TEWL) är avgörande för att upprättthålla hudbarriärens integritet, och dessa faktorer kan äventyras hos personer med åderbråck.

Uppgifterna visar att personer med åderbråck och klåda tenderar att ha märkbart lägre nivåer av hydrering i stratum corneum, vilket kan förvärra klåda och obehag. Denna försämring av hudbarriären är en kritisk faktor som vi måste ta itu med. Det är viktigt att övervaka hudens återfuktning hos patienter med åderbråck. Regelbunden användning av fuktighetskräm kan förbättra återfuktningen och ge betydande lindring.

En förhöjd TEWL är ett tecken på en försvagad hudbarriär, vilket kan öka torrhet och klåda. Det rekommenderas att regelbundet utvärdera TEWL för eventuell försämring av hudbarriärens integritet och vidta korrigerande åtgärder.

Betydelsen av zink för hudens funktion

Zink är inte bara avgörande för hudens integritet och immunförsvar, utan zinknivåerna har också visat sig vara betydligt lägre hos personer med åderbråck och klåda. Överväg zinktillskott under medicinsk övervakning, särskilt om blodprover visar brister. Detta kan förbättra inte bara hudens återfuktning utan också minska TEWL.

Praktisk tillämpning för daglig förbättring

Användning av fuktighetskrämer: Regelbunden applicering av fuktighetskrämer är avgörande för att hålla huden återfuktad och stärka hudbarriären.

Zinktillskott: Se till att kontrollera zinknivåerna och justera tillskottet efter behov för att optimera hudens hälsofördelar.

Medicinsk vård för patienter med åderbråck bör integrera dermatologiska utvärderingar tillsammans med vaskulär behandling. Detta tvärvetenskapliga samarbete mellan hudläkare, angiologer och nutritionister är avgörande för att ta itu med alla aspekter av åderbråck på ett holistiskt sätt.

Praktiska tips för hantering av åderbråck och hudhälsa

1. Att välja och applicera fuktkrämer

Välj krämer som innehåller komponenter som hyaluronsyra och ceramider som hjälper till att behålla fukten i huden.

Applicera fuktkräm efter duschen när huden fortfarande är lite fuktig för att maximera absorptionen.

Hur mycket zink ska jag ta för att förbättra hudens hälsa?

Den rekommenderade mängden zink varierar, men ett intervall på 11-22 mg dagligen föreslås för vuxna, beroende på individuella behov och medicinsk övervakning.

Vilka andra näringsämnen är viktiga för hudens hälsa hos personer med åderbråck?

Förutom zink är vitaminer som C och E avgörande för sina antioxidativa egenskaper som skyddar huden och förbättrar dess elasticitet.

Regelbundna konsultationer

Schemalägg regelbundna besök hos din läkare för att övervaka zinknivåerna och justera doseringen efter behov. Detta är särskilt viktigt om du använder zinktillskott.

Integrerade dermatologiska utvärderingar

Överväg regelbundna utvärderingar med en hudläkare för att
på ett heltäckande sätt ta itu med hudaspekterna av åderbråck
och anpassa behandlingen därefter.

Detta omfattande tillvägagångssätt tar inte bara itu med de
hudsymtom som är förknippade med åderbråck, utan syftar
också till att förbättra patientens övergripande livskvalitet ge-
nom att hantera ofta förbisedda komplikationer. Är du redo att
införa dessa metoder i din dagliga rutin och se förbättringar
inte bara i dina åderbråck utan också i din huds allmänna
hälsa?

Genom att förstå och tillämpa dessa rekommendationer kan du
ta en aktiv roll i hanteringen av dina åderbråck, vilket avsevärt
förbättrar både ditt fysiska välbefinnande och din personliga
tillfredsställelse med behandlingen.

Magnesium nyckelnäringsämne för sårläkning hos patienter med åderbråck

Har du någonsin känt att det verkar vara en oändlig väg att hantera åderbråck, trots dina ansträngningar? Åderbråck påverkar inte bara benens estetik, utan de kan också kompliceras av venösa sår, en utmaning som inte bara kräver medicinsk behandling utan även näringsstöd. I det här kapitlet kommer vi att utforska hur vitamin E och magnesium kan spela en avgörande roll i din återhämtning.

När vi talar om åderbråck och särskilt venösa bensår (VLU) kan näring ha en direkt och betydande inverkan på läkningens hastighet och effektivitet. Ny forskning har belyst rollen av vissa näringsämnen, såsom vitamin E och magnesium, som är viktiga inte bara för att upprätthålla en god hälsa utan också för att underlätta specifika processer som kan påskynda återhämtningen från åderbråcksassocierade sår.

Vitamin E och magnesium: Allierade i läkning

E-vitamin, känt för sina antioxidativa egenskaper, tillsammans med magnesium, som reglerar inflammatoriska processer, har visat lovande resultat vid tillskott för behandling av venösa sår.

Kombinationen av 250 mg magnesiumoxid och 400 IE vitamin E som tas dagligen har visat sig avsevärt minska magsårstorleken, förbättra glykosylerat hemoglobin (HbA1c) och optimera lipidprofiler. Dessa näringsämnen fungerar genom att förbättra endotelfunktionen och minska oxidativ stress, vilket i sin tur underlättar läkning av sår.

Klinisk handledning:

Med tanke på potentialen hos dessa näringsämnen att överskrida den tolerabla övre intagsgränsen (TUIL) för magnesium, är medicinsk övervakning avgörande. Tillskott bör övervakas av proffs för att övervaka eventuella biverkningar och justera doserna vid behov. Denna spårning säkerställer att fördelarna med tillskott maximeras utan att kompromissa med din säkerhet.

Använder du alla tillgängliga resurser för att hantera dina åderbråck och tillhörande komplikationer? Att införliva dessa näringsämnen i din dagliga rutin under medicinsk övervakning kan vara ett transformativt steg mot bättre hälsa och livskvalitet.

Praktisk tillämpning: Bortom teorin

Användning av kosttillskott: Överväg att prata med din läkare om att inkludera vitamin E och magnesiumtillskott i din kost.

Detta är inte bara en förebyggande åtgärd, utan också en accelerator i läkningen av venösa sår.

Regelbunden övervakning: Se till att dina framsteg med dessa kosttillskott övervakas regelbundet för att justera doseringen och ta itu med eventuella problem som kan uppstå.

Övergripande tillvägagångssätt: Nutrition och medicinsk behandling

Att integrera nutritionsbehandling med etablerad medicinsk behandling erbjuder en holistisk strategi som inte bara tar itu med åderbråck och deras symtom utan även underliggande tillstånd som venösa sår. Detta samarbete mellan nutritionister och läkare är viktigt för att säkerställa effektiv och säker behandling.

1. Säkerhet och dosering av kosttillskott:

E-vitamin: Den nämnda dosen på 400 IE dagligen ligger inom säkra gränser för de flesta vuxna. Det är dock viktigt att tänka på att höga doser av E-vitamin kan interagera med vissa mediciner och öka risken för blödning, särskilt hos personer som tar blodförtunnande medel.

Magnesium: Dosen på 250 mg magnesiumoxid är vanligtvis säker, men det är viktigt att övervaka effekterna, eftersom höga doser kan orsaka problem som diarré eller elektrolytrubbningar. Medicinsk övervakning är avgörande för att justera doseringen och förhindra komplikationer.

2. Effektivitet och verkningsmekanismer:

Vitamin E och magnesium har väldokumenterade roller för att minska oxidativ stress och förbättra endotelfunktionen. De direkta bevisen för dess effekt vid läkning av venösa sår är dock begränsade och blandade. Kombinationen av båda för detta specifika ändamål är inte allmänt studerad, så även om den är lovande bör den betraktas som experimentell.

3. Evidensbaserade rekommendationer:

Med tanke på de potentiella fördelarna och riskerna är det klokt att tillskott av E-vitamin och magnesium sker under medicinsk övervakning. Detta är särskilt viktigt för personer med redan existerande tillstånd eller som tar andra mediciner.

4. Integrering i behandlingsstrategin:

Att integrera dessa kosttillskott i behandlingsplanen kan ge ytterligare fördelar när det gäller kardiovaskulär hälsa och sårläkning. Det bör dock vara en del av ett bredare tillvägagångssätt som inkluderar andra medicinska behandlingar och livsstilsförändringar.

Denna analys bekräftar att inkluderingen av vitamin E och magnesium i behandlingen av venösa sår bör göras noggrant och utvärdera varje fall individuellt. Medicinsk övervakning är avgörande för att säkerställa att tillskottet är säkert och effektivt, anpassat till patientens specifika behov och deras kliniska sammanhang.

Praktiska tips för tillskott av E-vitamin och magnesium

1. Initiering av tillskott

Innan du påbörjar någon kosttillskottskur, särskilt vitamin E och magnesium, bör du rådgöra med din läkare för att se till att det är rätt för dina specifika behov, särskilt om du tar andra mediciner.

Vilka livsmedel är rika på vitamin E och magnesium?

E-vitamin finns i livsmedel som mandel, spenat och vegetabiliska oljor. Magnesium finns i nötter, frön, baljväxter och fullkorn.

Hur vet jag om jag behöver mer vitamin E eller magnesium i min kost?

Symtom som muskelkramper, irritabilitet och svårigheter att läka sår kan tyda på en brist. Det är dock viktigt att utföra blodprov för att fastställa dina exakta nivåer.

Tips för medicinsk övervakning

Regelbundna konsultationer

Schemalägg regelbundna blodprover för att övervaka dina E-vitamin- och magnesiumnivåer. Justera ditt tillskott baserat på dessa resultat och din läkares rekommendationer.

Hantering av läkemedelsinteraktion

E-vitamin kan interagera med blodförtunnande medel och andra mediciner. Diskutera dessa potentiella interaktioner med din läkare för att undvika komplikationer.

Detta omfattande tillvägagångssätt förbättrar inte bara behandlingsresultaten, utan ger också patienten möjlighet att ta en aktiv roll i sin hälsa. Med rätt kunskap och rätt stöd kan vägen till återhämtning bli effektivare och mindre smärtsam. Är du redo att ta nästa steg i din vård och återhämtning?

Extrakt av hästkastanj: En naturlig allierad vid behandling av åderbråck

Har du någonsin känt att dina ben inte bara ser angripna ut av åderbråck, utan också upplever smärta, svullnad och en irriterande klåda? Om så är fallet kommer det här kapitlet att ge dig ett uppfriskande perspektiv på hur hästkastanjefröextrakt (HSEC) kan vara en viktig allierad i din kamp mot dessa symtom.

Extrakt av hästkastanj är inte bara en folkmedicin; är en vetenskapligt underbyggd behandling för kronisk venös insufficiens (CVI). Kontrollerad forskning har visat dess förmåga att lindra symtom som bensmärta, ödem och klåda, vilket inte bara förändrar utseendet på benen utan också avsevärt förbättrar livskvaliteten för de drabbade.

Kliniska bevis på HCSE-nytta

1. Smärtlindring i benen:

EHSC har visat en signifikant minskning av smärta i flera studier. Till exempel indikerar en genomsnittlig minskning på 42,40 mm i den visuella analoga skalan en markant förbättring av bensmärta.

2. Minskning av ödem:

Studier visar att HCSE är effektivt för att minska ödem, med en förbättring mätt i en 40,10 mm minskning av ödemskalan, jämfört med placebo.

3. Behandling av CVI-associerad klåda:

Förutom att minska ödem och smärta har HCSE också visat sig vara effektivt mot klåda, vilket avsevärt förbättrar detta irriterande symtom.

4. Hantering av benomkrets:

Behandling med HCSE har lyckats minska benets omkrets, vilket underlättar både estetisk och funktionell förbättring hos patienterna.

Biologiska mekanismer bakom EHSC

Venös förstärkning: HCSE innehåller aescin, en komponent som stärker venväggarna, förbättrar venös tonus och minskar kapillärpermeabiliteten.

Minskad inflammation: Dessutom föreslås det att HCSE dämpar lokal inflammation, vilket hjälper till att lindra klåda och andra inflammatoriska symtom.

Praktisk tillämpning: Hur man använder EHS

Rekommenderad dos: Den effektiva dosen av HCSE är 100-150 mg dagligen, standardiserad till escin. Det är viktigt att börja med alla tillskott under medicinsk övervakning för att justera dosen enligt ditt svar och dina behov.

Övervaka biverkningar: Även om det tolereras väl är det viktigt att vara uppmärksam på potentiella biverkningar, särskilt gastrointestinala biverkningar.

Att integrera EHSC med andra behandlingsmetoder som kompressionsstrumpor och livsstilsförändringar kan erbjuda dig ett holistiskt och effektivt tillvägagångssätt för att hantera kronisk venös insufficiens. Denna naturliga behandling lindrar inte bara fysiska symtom, utan förbättrar också ditt allmänna välbefinnande, vilket gör att du kan återuppta dagliga aktiviteter med mindre obehag och mer självförtroende.

Övervaknings- och säkerhetsöverväganden:

Även om EHCH tolereras väl är det viktigt att övervaka patienterna för eventuella biverkningar, särskilt de som är relaterade till mag-tarmsystemet. De vanligaste biverkningarna inkluderar gastrointestinala besvär, men de är vanligtvis milda.

Det rekommenderas att integrera HCSE i en större behandlingsplan som kan inkludera kompressionsstrumpor och livsstilsjusteringar. Medicinsk övervakning är avgörande för att skräddarsy dosering och behandling efter varje patients individuella behov, vilket säkerställer maximal effektivitet och säkerhet.

Praktiska tips för användning av EHSC

1. Start av tillskott:

Rådgör med din läkare innan du börjar med HCSE, särskilt om du tar andra mediciner som kan interagera.

Kan jag använda HCSE medan jag tar blodförtunnande läkemedel?

Du bör rådgöra med din läkare innan du använder HCSE om du står på blodförtunnande behandling, på grund av risken för ökad risk för blödning.

Vad ska jag göra om jag får biverkningar av HCSE?

Om du upplever biverkningar som gastrointestinala besvär är det viktigt att du talar om för din läkare att du kan justera din dos eller se över andra behandlingsalternativ.

Tips för medicinsk övervakning

Regelbunden utvärdering:

Det är viktigt att få regelbundna kontroller för att bedöma hur HCSE påverkar din kropp, särskilt om du redan har tillstånd som kan påverkas av dess användning.

Dosjustering:

Baserat på hur du svarar på behandlingen och laboratorietes-
tresultaten kan din läkare justera dosen för att maximera
effekten och minimera riskerna.

Optimera hanteringen av kronisk venös insufficiens med Centella Asiatica

I det ständiga sökandet efter effektiva lösningar för komplikationerna av kronisk venös insufficiens (CVI) och venös mikroangiopati erbjuder naturen en kraftfull allierad: den totala triterpenfraktionen av Centella asiatica (TTFCA). Det här kapitlet ägnas åt att utforska hur denna växt, som har använts i århundraden inom traditionell medicin, nu framstår som en lovande behandling enligt de senaste vetenskapliga bevisen.

Upptäck Centella Asiatica

Föreställ dig att du går längs en lugn stig och möter en växt som inte bara kan försköna landskapet, utan också har kraften att lindra några av de mest ihållande och smärtsamma besvären av åderbråck. Centella asiatica, som är känt för sina läkande egenskaper, har studerats utförligt i kliniska miljöer för att validera dess fördelar vid behandling av CVI.

Bevisad effekt vid CVI-symtom

1. Allmän symtomförbättring:

Rigorösa studier har visat att TTFCA avsevärt förbättrar CVI-symtom, såsom ödem, bensmärta och klåda.

Effektiva doser: TTFCA-doseringen har varierat från 30 mg
två gånger dagligen till 120 mg dagligen, beroende på symto-
mens svårighetsgrad, med behandlingar som varar mellan 28
och 60 dagar.

2. Påverkan på mikrocirkulation och benvolym:

TTFCA har visat anmärkningsvärda förbättringar av benvolym
och fotleds- och vadomkrets, vilket bidrar till en effektiv
minskning av ödem.

Det förbättrar också mikrocirkulatoriska parametrar, inklusive
transkutant partialtryck av syre och koldioxid (tcPO2, tcPCO2)
och venöst svar (VAR).

Säkerhet och tolerans

Även om de biverkningar som förknippas med TTFCA är
milda, såsom magsmärtor och illamående, är deras förekomst
låg, vilket förstärker säkerhetsprofilen för denna behandling.

Biologiska verkningsmekanismer

Stärka kapillärbarriären: TTFCA minskar kapillärpermeabilite-
ten genom att stärka de venösa väggarna, vilket minskar läck-
age och ödembildning.

Förbättrad mikrocirkulation: Det verkar direkt på att förbättra venöst flöde, vilket underlättar venöst återflöde och minskar blodstagnation i de nedre extremiteterna.

Praktisk tillämpning och omfattande hantering

Justerad administrering: Det rekommenderas att behandlingen inleds med dosering baserat på symtomens svårighetsgrad och justeras baserat på den individuella patientens svar.

Den totala triterpenfraktionen av Centella asiatica (TTFCA) har undersökts utförligt för sin effekt på att förbättra symtomen på kronisk venös insufficiens (CVI), vilket visar lovande resultat i olika undersökningar. TTFCA har visat sig avsevärt förbättra vanliga symtom på CVI såsom ödem, bensmärta och klåda. Dessa förbättringar har observerats med doser från 30 mg två gånger dagligen till 120 mg dagligen, tillämpat under perioder från 28 till 60 dagar.

När det gäller säkerheten och tolerabiliteten av TTFCA har studier visat att biverkningarna är milda och kan inkludera gastrointestinala symtom som magsmärtor och illamående, även om dessa är sällsynta. Denna gynnsamma säkerhetsprofil gör TTFCA till ett alternativ att överväga i hanteringen av CVI.

Det är viktigt att alla TTFCA-tillskott övervakas av sjukvårdspersonal för att anpassa dosen till individuella behov och svar, och för att säkerställa korrekt integration med andra former av CVI-hantering, såsom kompressionsterapi och andra dermoskyddande behandlingar. Detta säkerställer ett heltäckande tillvägagångssätt som maximerar de terapeutiska fördelarna samtidigt som risken för biverkningar minimeras.

Innan du börjar ta TTFCA bör du kontrollera med en sjukvårdspersonal för att se till att det är rätt för dig, särskilt om du tar andra mediciner.

Hur länge ska jag ta TTFCA för att se förbättringar av CVI-symtom?

Studier tyder på att man tar TTFCA under en period av 28 till 60 dagar för att se signifikanta förbättringar av CVI-symtom, men varaktigheten kan variera beroende på individuellt svar.

Finns det några biverkningar av att ta TTFCA?

Biverkningarna är milda och inkluderar gastrointestinala symtom som magsmärtor och illamående. Om du upplever biverkningar är det viktigt att rådfråga en läkare.

Övervakningseffekter och dosjusteringar:

Det är viktigt att TTFCA-doseringen är personlig och övervakas av en läkare, särskilt i början av behandlingen, för att justera doserna baserat på patientens behov och svar.

Omfattande utvärdering:

Överväg regelbundna bedömningar av benomkrets och
hudkvalitet för att övervaka effektiviteten av TTFCA när det
gäller att hantera CVI och justera behandlingen vid behov.

Slutsats

Den totala triterpenfraktionen av Centella asiatica presenteras
som ett värdefullt terapeutiskt alternativ för att förbättra
symtom och livskvalitet hos patienter med CVI. Med doku-
menterade fördelar och en gynnsam säkerhetsprofil förtjänar
denna naturliga behandling att seriöst övervägas i protokoll för
hantering av kronisk venös insufficiens, alltid under
överinseende av hälso- och sjukvårdspersonal och skräddarsytt
för patientens individuella behov.

Betydelsen av D-vitamin vid läkning av åderbråcksassocierade sår

Har du någonsin undrat varför vissa sår läker långsammare än andra, särskilt när det gäller bensår i samband med åderbråck? I det här kapitlet kommer vi att utforska hur ett viktigt näringsämne, D-vitamin, spelar en avgörande roll för att läka dessa sår, vilket ger dig ett nytt perspektiv och verktyg för att bättre hantera din hälsa.

D-vitaminets viktiga roll i kroppen

D-vitamin, känt som "solskensvitaminet", är inte bara viktigt för att hålla dina ben starka, utan det har också en betydande inverkan på andra områden av din hälsa, inklusive immunsystemets funktion och inflammatoriska processer. Detta essentiella näringsämne hjälper till att reglera kroppens svar på infektion och inflammation, två kritiska faktorer vid läkning av sår.

Hur D-vitamin stöder läkning av magsår

1. Förbättrad immunfunktion:

D-vitamin är viktigt för att ditt immunförsvar ska fungera korrekt. Det hjälper till att aktivera kroppens försvar som bekämpar infektioner, vilket är viktigt för effektiv läkning av sår.

2. Modulering av inflammation:

Dessutom spelar detta vitamin en roll för att modulera det inflammatoriska svaret. Genom att kontrollera inflammation kan D-vitamin minska vävnadsskador i magsåret och därmed underlätta läkningen.

Rekommenderad dosering och observerade fördelar

Effektiv dosering: Den rekommenderade dosen för att se förbättringar i läkning av sår är 4 000 IE D-vitamin per vecka. Detta belopp har visat sig vara effektivt för att avsevärt förbättra läkningen.

Inverkan på biokemiska parametrar: Inte bara observeras förbättringar av sårläkning, utan också i viktiga biokemiska parametrar som HbA1c (en indikator på blodsockerkontroll) och lipidprofil, som inkluderar kolesterol och triglycerider, vilket förbättrar kardiovaskulär hälsa.

Korrelation mellan D-vitaminnivåer och sårläkning

Ett positivt samband har hittats mellan tillräckliga D-vitaminnivåer och förbättrad sårläkning. Detta innebär att det inte bara

38

är fördelaktigt för din ben- och immunhälsa att upprätthålla optimala D-vitaminnivåer, utan också viktigt för att snabbare återhämta sig från venösa sår.

Praktiska tips för intag av D-vitamin

1. Optimering av absorption:

Ta D-vitamin i samband med en måltid som innehåller fett. D-vitamin är fettlösligt, så dess absorption förbättras när det intas med livsmedel som är rika på hälsosamt fett, såsom avokado, nötter, frön eller olivolja.

2. Diversifiering av källor:

Lita inte enbart på kosttillskott; Försök att få D-vitamin från naturliga källor också. Lax, tonfisk, sill och ägg är utmärkta källor, liksom berikade produkter som vissa typer av mjölk och spannmål.

3. Regelbundenhet och mätning:

Ta D-vitamintillskott regelbundet enligt din läkares rekommendationer och överväg regelbundna blodprover för att övervaka dina D-vitaminnivåer och justera dosen vid behov.

1. Hur mycket D-vitamin ska jag ta dagligen om jag har åderbråck?

Doseringen kan variera beroende på individuella behov och hälsotillstånd. För läkning av sår har upp till 4 000 IE använts varje vecka, men det är viktigt att konsultera en läkare för en personlig dos.

2. Kan jag få i mig tillräckligt med D-vitamin enbart från solen?

Solexponering kan hjälpa till att producera D-vitamin, men mängden varierar beroende på geografisk plats, årstid och hudtyp. I många fall, särskilt i mindre soliga klimat, är det nödvändigt att komplettera med kost eller kosttillskott.

3. Vad gör jag om jag upplever biverkningar av D-vitamintillskott?

Om du upplever biverkningar som magsmärtor, trötthet eller symtom på överskott av kalcium (förvirring, ökad törst), kontakta din läkare omedelbart.

Tips för medicinsk övervakning

1. Inledande samråd och regelbundna utvärderingar:

Innan du börjar med något tillskott, särskilt om du redan har tillstånd, är det viktigt att få en medicinsk utvärdering. Regelbundna uppföljningar hjälper till att justera dosen och undvika interaktioner med andra mediciner.

2. Övervakning av interaktioner:

Berätta för din läkare om alla mediciner och kosttillskott du tar för att undvika interaktioner, särskilt om du använder mediciner som påverkar blodkoagulationen eller metabolismen av andra näringsämnen.

3. Utbildning om tecken på toxicitet:

Även om det är sällsynt kan D-vitamintoxicitet förekomma, särskilt med höga doser. Det är viktigt att vara informerad om tecken på toxicitet, såsom illamående, kräkningar, svaghet och njurproblem, och att veta när man ska söka medicinsk hjälp.

Slutsats

Att integrera ett näringsmässigt tillvägagångssätt, särskilt att öka D-vitaminintaget, kan vara en värdefull strategi i din behandlingsplan för åderbråck och deras komplikationer. Diskutera med din läkare om möjligheten att mäta dina D-vitaminnivåer och överväg tillskott om det behövs för att optimera din läkningsprocess och förbättra din livskvalitet.

Det här kapitlet har utrustat dig med viktiga insikter om hur en enkel justering av din vitaminrutin kan leda till betydande förbättringar av din huds hälsa och snabbare läkning av sår. Jag uppmanar dig att ta aktiva steg mot effektivare återhämtning och förbättrat välbefinnande. Är du redo att göra den förändringen?

C-vitamin vid behandling av åderbråck: utöver kardiovaskulär prevention

Föreställ dig en klar, solig dag, perfekt för en promenad i parken, men du stannar upp och oroar dig för smärtan och svullnaden i benen på grund av åderbråck. Kan en enkel förändring i din kost eller ett dagligt tillskott av C-vitamin vara nyckeln till att förbättra din livskvalitet? I det här kapitlet kommer vi att utforska hur C-vitamin, utöver dess kända fördelar, kan vara en allierad i hanteringen av åderbråck.

C-vitamin är känt för sin kraftfulla antioxidativa effekt och sin roll i kardiovaskulär hälsa. Nya studier har dock visat att även om C-vitamin inte direkt minskar risken för hjärt- och kärlsjukdomar som hjärtinfarkt eller stroke, har inga betydande negativa effekter av dess tillskott hittats på den allmänna kärlhälsan. Detta kan vara relevant för dig om du har åderbråck, eftersom det är viktigt att upprätthålla en god kardiovaskulär hälsa för att hantera dem.

Biologiska mekanismer för C-vitamin i vaskulär hälsa

1. C-vitamin skyddar kroppens celler från skador orsakade av fria radikaler genom sin antioxidativa funktion. Denna process är avgörande för att upprätthålla integriteten hos dina blodkärlsväggar, vilket är särskilt relevant för personer med åderbråck.
2. Även om det inte direkt minskar allvarliga hjärt- och kärlsjukdomar, förbättrar C-vitamin den

mikrovaskulära miljön. Detta är viktigt för att hantera symtom i samband med åderbråck, såsom inflammation och smärta, genom dess inflytande på den lokala blodcirkulationen och minskningen av oxidativ stress.

Roll i kollagensyntes:

C-vitamin är viktigt för syntesen av kollagen, proteinet som ansvarar för hudens och blodkärlens styrka och elasticitet. Detta är särskilt relevant i samband med magsår som kan utvecklas hos personer med avancerade åderbråck.

I studier har C-vitaminnivåerna observerats vara betydligt lägre hos patienter med diabetiska sår, vilket tyder på en potentiell roll i dess förebyggande och hantering.

Praktik

I avsaknad av fasta bevis för att stödja exklusivt C-vitamintillskott för att förebygga kardiovaskulära händelser, är det lämpligt att få i sig detta vitamin genom en kost rik på frukt och grönsaker, såsom citrusfrukter, jordgubbar, kiwi, paprika och broccoli.

Om du bestämmer dig för att ta tillskott är det viktigt att göra det under överinseende av en läkare. Detta är avgörande, särskilt om du redan har kardiovaskulära eller cirkulatoriska hälsotillstånd.

I det här kapitlet uppmanas du att överväga C-vitamin inte bara som ett tillskott, utan som en del av en hälsosam livsstil som avsevärt kan förbättra din hantering av åderbråck och deras tillhörande komplikationer.

Praktiska tips för C-vitamintillskott

1. Öka ditt intag av livsmedel som är rika på C-vitamin som citrusfrukter, jordgubbar, kiwi, paprika och broccoli. Att inkludera dessa livsmedel i din dagliga kost kan förbättra kvaliteten på din hud och stärka dina blodkärl.
2. Överväg tillskott endast under ledning av en sjukvårdspersonal, särskilt om du har redan existerande tillstånd eller tar andra mediciner.

Kan C-vitamin direkt förbättra åderbråck?

C-vitamin behandlar inte direkt åderbråck, men det förbättrar kärlhälsan och blodkärlens integritet genom sina antioxidativa effekter, vilket kan hjälpa till att hantera symtom i samband med åderbråck.

Hur mycket C-vitamin är säkert att konsumera dagligen?

Den rekommenderade mängden C-vitamin för vuxna varierar, men 65 till 90 mg dagligen är tillräckligt. Det är viktigt att inte överskrida 2 000 mg dagligen för att undvika biverkningar.

Regelbundna konsultationer:

Schemalägg regelbundna kontroller med din läkare för att övervaka effektiviteten av C-vitamintillskott och justera dosen vid behov.

Utvärdering av läkemedelsinteraktioner:

Diskutera med din läkare alla mediciner du tar för att säkerställa att det inte finns några negativa interaktioner med C-vitamintillskott.

Balansen mellan kroppsvikt och åderbråck: en avgörande balans

Som nutritionist som ägnar mig åt att studera och tillämpa holistiska hälsostrategier har jag upprepade gånger observerat hur viktkontroll direkt påverkar behandlingen och symtomen på åderbråck. I det här kapitlet bjuder jag in dig att utforska inte bara de vetenskapliga sambanden mellan övervikt och åderbråck, utan också hur praktiska justeringar i ditt dagliga liv kan förbättra din venösa hälsa avsevärt.

Tänk på venerna i benen som vägar som under extra tryck blir benägna att blockeras och skadas. Övervikt och fetma, som drabbar 64 % av vissa befolkningar, sätter stor press på dessa "motorvägar", intensifierar symtomen på åderbråck och ökar risken för allvarliga komplikationer som venösa sår. Men hur går det till egentligen?

Övervikt belastar inte bara venerna fysiskt, utan orsakar också metaboliska och inflammatoriska förändringar. Fetma ökar till exempel det intraabdominella trycket, vilket hindrar det venösa återflödet, vilket är viktigt för ett hälsosamt blodflöde. Dessutom utsöndrar överskott av fettvävnad ämnen som främjar ett kroniskt inflammatoriskt tillstånd, vilket ytterligare komplicerar hälsan hos dina vener.

Innovationer inom behandling av åderbråck för olika kroppsmasseindex

Thermal Endo venös terapi (ETA), en modern och effektiv teknik, har visat sig vara särskilt effektiv och stänger nästan 100 % av de behandlade bålvenerna, oavsett om patienten har ett högt eller normalt BMI. Trots dess höga effekt visar uppföljning efter behandlingen att komplikationer, även om de är sällsynta, tenderar att vara mer frekventa hos personer med högre BMI, vilket belyser behovet av noggrann övervakning och personliga justeringar i hanteringen av antikoagulation och smärta efter ingreppet.

Praktiska strategier för en hälsosam vikt

Att minska och bibehålla en hälsosam vikt förbättrar inte bara din venösa profil, utan ökar också effektiviteten av behandlingar som ETA. Kombinationen av en balanserad, näringstät, lågbearbetad kost, tillsammans med ett regelbundet träningsprogram som stöder cirkulationen, kan förändra din åderbråckshantering. Att konsultera en nutritionist kan ge dig en personlig plan som passar dina specifika behov och mål.

Reflektera över hur varje dagligt val påverkar din kärlhälsa. Är du redo att vidta proaktiva åtgärder för att lindra dina symtom och förbättra din livskvalitet? Att implementera dessa rekommendationer kommer inte bara att gynna dig på kort sikt utan kommer också att hjälpa dig att undvika framtida komplikationer i samband med åderbråck.

Praktiska tips

Inkorporering av måttlig fysisk aktivitet:

Integrera dagliga promenader på minst 30 minuter för att
förbättra cirkulationen och lindra trycket i benens vener. Öka
gradvis varaktigheten och intensiteten beroende på din
förmåga.

Övningar för benlyft:

Utför benhöjningsövningar två gånger om dagen för att under-
lätta venöst återflöde. Dessa kan inkludera att ligga ner och
lyfta benen mot en vägg i 5 till 10 minuter.

Upprätthålla korrekt hydrering:

Drick mellan 1,5 och 2 liter vatten om dagen för att hjälpa till
att upprätthålla god cirkulation och minska uppblåsthet.

Hur påverkas åderbråck av övervikt?

Övervikt ökar trycket i venerna i benen, vilket kan försvaga
venklaffarna och förvärra åderbråck.

Vilken typ av träning rekommenderas för någon med åder-
bråck?

Föredrar övningar med låg effekt som simning, promenader
eller cykling, och undvik aktiviteter som kräver att du hoppar
eller springer på hårda ytor.

Tips för medicinsk övervakning

Inledande konsultation med en sjukvårdspersonal: Innan du ändrar din kost eller påbörjar ett nytt träningsprogram, rådgör med en läkare för att säkerställa att de valda aktiviteterna är säkra för dig.

Regelbunden övervakning av framstegen: Schemalägg regelbundna uppföljningsbesök för att bedöma framstegen och göra nödvändiga justeringar av din plan för hantering av åderbråck.

Näringsutvärdering av en specialist: Överväg att konsultera en dietist för att utveckla en måltidsplan som stöder vaskulär hälsa, skräddarsydd för dina specifika näringsbehov.

Det här kapitlet har varit en inbjudan att se bortom konventionell åderbråcksbehandling och fördjupa sig i hur ett omfattande tillvägagångssätt, inklusive viktkontroll, avsevärt kan förbättra dina behandlingsresultat och ditt allmänna välbefinnande. Din resa till att återhämta dig från och bibehålla åderbråck är djupt knuten till din livsstil, och varje steg du tar mot en hälsosam vikt är ett steg mot friskare vener.

Fysisk aktivitet och näring för hantering av åderbråck

På vår resa mot ett hälsosammare liv, särskilt för dem som står inför utmaningar som åderbråck, är balansen mellan korrekt fysisk aktivitet och optimal näring avgörande. Detta kapitel fokuserar på hur fysisk aktivitet, i kombination med kompressionsbehandling, spelar en avgörande roll i behandlingen och förebyggandet av åderbråck och deras komplikationer, såsom venösa sår.

Föreställ dig dina ådror som floder som behöver ett konstant flöde för att hålla sig rena och funktionella. När vi har en stillasittande livsstil är det som om dessa floder stagnerar, vilket kan förvärra tillstånd som åderbråck. Det är här fysisk aktivitet kommer in i bilden. Att utföra övningar med låg effekt som promenader eller simning kan avsevärt förbättra blodcirkulationen, vilket är avgörande för att förhindra blodstagnation i venerna. Men hur fungerar det egentligen?

Fysisk aktivitet stimulerar cirkulationen i de nedre extremiteterna, vilket förbättrar syresättningen och näringstransporten till de drabbade områdena, vilket påskyndar läkningen av magsår.

Regelbunden motion kan dämpa den systemiska inflammatoriska responsen i samband med åderbråck och venösa sår.

Förbättring av kväveoxid (NO) metabolism: Träning ökar produktionen av NO, vilket är viktigt för vasodilatation och vaskulär hälsa.

Rekommendationer baserade på granskningen av fysisk aktivitets effektivitet

Genom en rigorös analys av studier har jag identifierat att fysisk aktivitet, särskilt i kombination med kompressionsbehandling, markant kan förbättra läkningen av venösa sår och förhindra att de återkommer. Övningarna ska vara billiga, enkla att genomföra och anpassade till allas förmåga.

Praktiskt genomförande av fysisk aktivitet

1. Träningsprogram med flera komponenter:

Kombinera styrketräning med rörlighetsövningar för fötter och vrister. Dessa ingrepp bör övervakas för att säkerställa korrekt utförande och förbättra kliniska resultat.

2. Handledning och stöd:

Implementera fjärrövervakning eller virtuell utbildning, särskilt användbart i situationer som COVID-19-pandemin, för att upprätthålla efterlevnaden av träningsprogram.

3. Kontinuerlig utvärdering:

Att övervaka effekterna av fysisk aktivitet på sårläkning och att bedöma livskvalitet, smärtnivåer och tillhörande ekonomiska kostnader.

Praktiska tips

Etablera en regelbunden träningsrutin:

Börja med aktiviteter med låg effekt som promenader eller simning, och öka gradvis varaktigheten och frekvensen av övningarna. Överväg att inkludera cykler av fot- och fotledsövningar för att förbättra det venösa återflödet.

Integrera stretchingsessioner:

Inkludera stretchrutiner i ditt träningsprogram. Detta kan bidra till att förbättra flexibiliteten och cirkulationen, vilket minskar trycket i venerna.

Använda kompressionsstrumpor under träning:

Använd kompressionsstrumpor under och efter träning för att förbättra det venösa stödet och minska risken för svullnad.

Vilken typ av övningar är mest effektiva för åderbråck?

Övningar med låg effekt som promenader, simning och cykling är de mest rekommenderade för att förbättra cirkulationen utan att sätta för mycket tryck på venerna.

Hur hjälper kompressionsterapi i kombination med träning?

Kompressionsbehandling hjälper till att förbättra blodflödet och minskar svullnad, medan motion främjar en sund blodcirkulation och kan förhindra utvecklingen av åderbråck.

Regelbunden konsultation med yrkesverksamma:

Boka in regelbundna besök hos din läkare för att övervaka utvecklingen av åderbråck och justera behandlingen efter behov. Detta är avgörande, särskilt efter att du har börjat med ett nytt träningsprogram.

Utvärdering av kompressionsstrumpornas tillräcklighet:

Se till att kompressionsstrumporna har rätt storlek och kompression. En specialist kan hjälpa dig att välja den typ som passar bäst för ditt tillstånd.

Övervakning av övningssvar:

Observera hur din kropp reagerar på träning och rapportera eventuella nya symtom eller ökade symtom till din läkare.

Slutsats: Ett steg framåt i behandlingen av åderbråck

Även om detaljerna för optimal fysisk aktivitet ännu inte har fastställts, kan måttlig träning som ett komplement till kompressionsbehandling erbjuda ytterligare fördelar vid behandling av åderbråck och venösa sår. I detta kapitel understryks inte bara vikten av en omfattande strategi som kombinerar båda behandlingarna, utan uppmuntrar också till personlig anpassning och anpassning av dessa rekommendationer till varje patients individuella behov, vilket garanterar maximal effektivitet och säkerhet vid tillämpningen.

När du överväger denna information, reflektera över hur du kan integrera dessa tips i ditt dagliga liv. Vilka steg kan du ta idag för att aktivera din cirkulation och stärka dina vener? Detta holistiska tillvägagångssätt förbättrar inte bara ditt venösa tillstånd, utan höjer också ditt allmänna välbefinnande, vilket gör att du kan njuta av ett mer aktivt och hälsosamt liv.

Yoga och dess inverkan på hanteringen av åderbråck

Har du någonsin stannat upp och tänkt på att en gammal metod som yoga kan vara effektiv inte bara för ditt allmänna mentala och fysiska välbefinnande, utan också för att bekämpa åderbråck? I det här kapitlet bryter vi ner resultaten av en banbrytande studie om yogans effekter på åderbråck och förklarar hur yoga kan integreras i din dagliga rutin för att avsevärt förbättra din kärlhälsa.

Studien i fråga tog en omfattande titt på effekterna av yoga på personer med åderbråck och fokuserade på flera viktiga aspekter:

1. Minskade inflammatoriska markörer: Deltagare som utövade yoga visade en signifikant minskning av nivåerna av högkänsligt C-reaktivt protein (hs-CRP) och homocystein (HCy), viktiga indikatorer på inflammation i kroppen.

2. Förbättring av fysiska och kardiovaskulära parametrar: Noterbart är att yogagruppen upplevde minskningar av kroppsvikt, kroppsmasseindex (BMI), blodtryck och hjärtfrekvens, vilket tyder på en positiv kardiovaskulär effekt av denna praxis.

3. Påverkan på mikrocirkulationen: Interventionen med yoga
förbättrade vadmuskelns funktion och venösa returer, viktiga
element för att bekämpa venös stasis som ofta följer med åder-
bråck.

Studiebaserade rekommendationer

Anta yogaregimer: Att införliva yoga i behandlingen av åder-
bråck kan avsevärt förbättra cirkulationen och minska
markörer för inflammation. Regelbundna sessioner,
skräddarsydda för alla, kan göra en betydande skillnad för
kärlhälsan.

Kontinuerlig övervakning av kardiovaskulära parametrar: Det
rekommenderas att man noggrant övervakar blodtryck och
hjärtfrekvens för att bedöma svaret på behandlingen och
anpassa yogapraktiken efter behov.

Regelbunden bedömning av endotelfunktionen: Regelbunden
testning för inflammatoriska markörer är avgörande, vilket kan
ge insikter i utvecklingen och hanteringen av åderbråck.

Biologiska mekanismer som ligger till grund för fördelarna
med yoga

Vadmuskelfunktion och venöst återflöde: Yoga stärker vadmuskelfunktionen, underlättar venöst återflöde och minskar sannolikheten för att åderbråck bildas.

Minskad systemisk inflammation: Avslappningstekniker och yogapositioner hjälper till att mildra stress och inflammation, vilket har en positiv inverkan på venerna och den allmänna kärlhälsan.

Förbättrad mikrocirkulation: Yogaövningar uppmuntrar till bättre blodcirkulation, vilket är avgörande för att hantera åderbråck och minska symtom som smärta och svullnad.

Praktisk tillämpning och specifikt sammanhang

Personalisering av behandlingen: Det är viktigt att anpassa yogapassen till varje persons förmågor och begränsningar, så att alla kan delta på ett säkert och effektivt sätt.

Kontinuerlig utbildning och stöd: Att tillhandahålla kontinuerlig information och stöd till patienter är nyckeln till att övervinna fysiska och psykologiska hinder, såsom rädsla för smärta eller oro för säkerhet.

Slutsats: Yoga, ett värdefullt komplement till behandling av åderbråck

Att inkludera yoga som en del av ett integrerat tillvägagångssätt för hantering av åderbråck är inte bara fördelaktigt för den fysiska hälsan, utan förbättrar också livskvaliteten genom att minska smärta och inflammation. Det här kapitlet har gått igenom yogans potential att förändra din hantering av åderbråck och understryker vikten av ett personligt, välövervakat tillvägagångssätt.

Är du redo att ta nästa steg och utforska hur yoga kan hjälpa dig att leva bättre med åderbråck? Se denna övning inte bara som träning, utan som en viktig del av din resa till optimal vaskulär hälsa.

Praktiska tips

1. Yogapositioner som är fördelaktiga för åderbråck:

Integrera ställningar som "benet mot väggen" (Viparita Karani) och "broställningen" (Setu Bandhasana) i din dagliga träning.

Dessa ställningar hjälper till att förbättra blodcirkulationen i benen, lindra venöst tryck och minska svullnad.

2. Frekvens och varaktighet:

Utöva yoga minst tre gånger i veckan i 30 till 45 minuter per session.

Regelbunden träning förbättrar flexibiliteten, stärker vadmusklerna och främjar ett effektivt venöst återflöde.

3. Kombinera yoga med egenvårdsåtgärder:

Använd kompressionsstrumpor under dagen och stretcha försiktigt med några timmars mellanrum.

Detta hjälper till att upprätthålla en god cirkulation och förhindra att nya åderbråck bildas.

Kan yoga verkligen hjälpa till att förbättra åderbråck?

Ja, yoga kan vara fördelaktigt för personer med åderbråck. Yogapositioner och andningstekniker förbättrar blodcirkulationen, minskar inflammation och stärker vadmusklerna, vilket underlättar venöst återflöde och minskar symtomen på åderbråck.

Vilka är de bästa yogapositionerna för åderbråck?

Några av de mest effektiva ställningarna är "benet mot väggen" (Viparita Karani), "broställningen" (Setu Bandhasana) och "nedåtvänd hundställning" (Adho Mukha Svanasana). Dessa ställningar hjälper till att förbättra cirkulationen och minska trycket i venerna i benen.

Är det säkert att utöva yoga om jag redan har avancerade åderbråck?

Ja, men det är viktigt att göra det under överinseende av en kvalificerad yogainstruktör och helst med din läkares samtycke. Att anpassa ställningar och undvika de som sätter för mycket tryck på venerna är avgörande för att undvika komplikationer.

Tips för medicinsk övervakning

1. Inledande samråd:

Innan du påbörjar något yogaprogram bör du rådgöra med din läkare för att utvärdera ditt venösa tillstånd och få specifika rekommendationer.

Detta säkerställer att de valda yogapositionerna är säkra och lämpliga för din situation.

2. Regelbunden övervakning:

Schemalägg regelbundna kontroller med din läkare för att övervaka dina framsteg och justera din yogaplan efter behov.

Kontinuerlig övervakning hjälper till att identifiera förbättringar och justera intensiteten eller frekvensen av träningen för att maximera fördelarna utan risk.

3. Samarbete med yogainstruktörer:

Låt din yogainstruktör veta om ditt åderbråck så att de kan anpassa ställningar och erbjuda säkra modifieringar.

En kunnig instruktör kan ge dig en personlig övning som respekterar dina begränsningar och främjar ditt välbefinnande.

Slutsats

Yoga är inte bara en fördelaktig övning för sinnet och kroppen, utan den kan också vara ett kraftfullt verktyg för att hantera åderbråck. Att integrera yoga i din dagliga rutin, under rätt övervakning, kan avsevärt förbättra din vaskulära hälsa, minska inflammation och lindra symtom i samband med åderbråck. Är du redo att utforska hur yoga kan förändra din åderbråckshantering och förbättra din livskvalitet?

Strategier för att förbättra venös hälsa på arbetsplatsen

Föreställ dig en typisk dag på din arbetsplats, hur många timmar tillbringar du sittande eller stående i en fast position? Visste du att denna enkla rutin kan påverka hälsan hos dina vener avsevärt? I det här kapitlet kommer vi att utforska hur små förändringar i dina arbetsvanor kan ha en djupgående inverkan på förebyggande och hantering av åderbråck, ett tillstånd som drabbar miljontals människor varje år.

Nyligen genomförda studier har visat att prevalensen av venösa sår i avancerade stadier är högre hos individer som står upp i mer än fyra timmar åt gången. Dessa data är viktiga eftersom de belyser hur arbetsrutinen kan bidra till utvecklingen av allvarliga venösa problem.

När vi förblir i en statisk position, oavsett om vi står eller sitter, påverkas blodcirkulationen i benen negativt. Detta beror på att långvarig inaktivitet förhindrar effekten av "muskelpumpen" i våra vader, vilket är viktigt för att trycka tillbaka blodet till hjärtat. Utan denna pumpande verkan kan blod samlas i venerna, vilket ökar det venösa trycket och med tiden bidrar till utvecklingen av åderbråck.

Praktiska anpassningar i arbetsmiljön

1. Växla mellan stående och sittande:

Inför regelbundna intervaller där du växlar mellan sittande och stående. Om ditt jobb innebär lång tid i en position, ta korta pauser för att gå eller göra lätt stretching.

Denna vana minskar inte bara trycket i venerna i benen, utan främjar också bättre blodcirkulation.

2. Omformning av arbetsmiljön:

 Strategi: Anpassa arbetsytorna för att underlätta rörligheten. Till exempel att ställa in områden där anställda kan utföra enkla stretchövningar eller gå i några minuter.

Dessa modifieringar kan göra en betydande skillnad i den venösa hälsan för alla i arbetsmiljön.

 Klinisk utvärdering och remiss till specialister

Om symtom på kronisk venös insufficiens upptäcks är det viktigt att en specialist gör en snabb utvärdering. Diagnostiska tester kan sträcka sig från icke-invasiva metoder, såsom dopplerultraljud, till mer komplexa tekniker. För patienternas komfort och säkerhet är dock icke-invasiv testning att föredra.

 Förebyggande och kontinuerlig vård

I sektorer där standing days är normen, t.ex. inom handel och hälso- och sjukvård, är det viktigt att vidta förebyggande åtgärder. Detta kan inkludera:

Använd kompressionsstrumpor: De hjälper till att förbättra cirkulationen och förhindra att blod samlas i venerna.

Aktiviteter med låg effekt: Promenadprogram eller lätt träning under pauser kan vara till stor nytta.

Praktiska tips

Anta en ergonomisk arbetsstation: Se till att din arbetsplats tillåter dig att växla mellan att sitta och stå. Överväg att investera i höj- och sänkbara skrivbord som underlättar denna växling.

Ställ in påminnelser om att röra på dig: Använd larm eller appar som påminner dig om att ta regelbundna pauser för att stretcha eller gå, vilket kan hjälpa till att förbättra cirkulationen och minska venöst tryck.

Anpassa din stretchrutin: Inkludera specifika övningar som du kan göra på jobbet för att förbättra cirkulationen, som att rotera fotlederna, böja vadmusklerna och sträcka ut benen.

Hur länge ska jag stå för att undvika åderbråck om jag till största delen arbetar stillasittande?

Försök helst att gå upp minst 5 minuter varje timme för att minska risken för åderbråck och andra cirkulationsproblem.

Vilken typ av kompressionsstrumpor rekommenderas för någon som är på benen hela dagen?

Leta efter välsittande strumpor med graderad kompression som har den kompressionsnivå som din läkare rekommenderar, vanligtvis mellan 20 och 30 mmHg för arbetssituationer.

Tips för medicinsk övervakning

Regelbunden konsultation med en specialist: Om du riskerar att utveckla åderbråck eller redan har dem är det viktigt att gå på regelbundna kontroller hos en kärlspecialist som kan övervaka dina framsteg och justera din behandlingsplan efter behov.

Utvärdering av professionella kompressionsstrumpor: Se till att en sjukvårdspersonal hjälper dig att välja och justera dina kompressionsstrumpor för att säkerställa att de ger rätt stöd utan att kompromissa med cirkulationen.

Symtomövervakning: Rapportera eventuella nya symtom eller ökade symtom till din läkare, såsom ökad svullnad, förändringar i hudfärg eller bensmärta.

Slutsats: Att agera i våra händer

Varje steg du tar, varje förändring du gör i din arbetsrutin förbättrar inte bara din venösa hälsa, utan förbättrar också din allmänna livskvalitet. Är du redo att förändra din arbetsmiljö och ta hand om dina ådror med samma engagemang som du tar hand om ditt arbete?

Det här kapitlet har gett dig praktiska verktyg och viktig kunskap så att du kan fatta välgrundade beslut om hur du bäst hanterar åderbråck i arbetssammanhang. Kom ihåg att varje liten handling räknas på din väg till optimal venös hälsa.

Kraften hos Ruscus aculeatus vid behandling av åderbråck

I en värld där naturen erbjuder botemedel mot alla våra åkommor är det en föga känd men kraftfull växt som sticker ut för sin förmåga att lindra symptomen på åderbråck: Ruscus aculeatus, allmänt känd som "slaktarkvast". I det här kapitlet kommer vi att utforska hur denna växt kan förändra ditt tillvägagångssätt för att hantera åderbråck, med hjälp av en solid vetenskaplig grund för att säkerställa effektivitet och säkerhet.

Tänk dig en liten perenn buske, tålig och full av hemligheter. Ruscus aculeatus är infödd i Europa och är mer än bara en växt: det är en arsenal av bioaktiva komponenter inklusive saponiner som ruscogenin och neoruscogenin, flavonoider, steroler och triterpener. Dessa föreningar är inte bara komplicerade namn; De är nyckeln till att återuppliva trötta och överbelastade vener.

Fördelar med mikrocirkulation

1. Venotonisk aktivitet:

Vad betyder det här? Ruscus aculeatus förbättrar den venösa tonus. Det fungerar genom att stimulera frisättningen av noradrenalin, en signalsubstans som aktiverar adrenerga receptorer i venernas väggar, vilket får dem att dra ihop sig och krympa i diameter, vilket hjälper till att driva blodet till hjärtat.

Praktisk fördel: Genom att förbättra venös tonus minskar känslan av tyngd i benen och utvecklingen av åderbråck förhindras.

2. Endotelskydd:

Hur fungerar det? Växten uppvisar kraftfulla antioxidativa och antiinflammatoriska effekter och skyddar cellerna som kantar insidan av venerna. Detta är avgörande för att förebygga kärlskador och upprätthålla en sund blodcirkulation.

Klinisk användning och säkerhet

Bevisad effektivitet: Ruscus aculeatus har visat sig vara effektiv vid behandling av perifer venös sjukdom (PVD) och hemorrojder. Studier visar en signifikant minskning av diametern på de drabbade venerna, vilket lindrar symtomen och förbättrar patienternas livskvalitet.

Biverkningar: Även om det tolereras väl är det viktigt att vara medveten om eventuella negativa effekter. Ett fall rapporterade diabetisk ketoacidos, vilket understryker behovet av medicinsk övervakning när du inkluderar detta tillskott i din regim.

Biverkningar och säkerhet:

De biverkningar som nämns är milda, såsom förstoppning eller illamående. Det isolerade fallet av rapporterad diabetisk ketoacidos kräver dock försiktighet och medicinsk övervakning, särskilt hos patienter med riskfaktorer eller redan existerande tillstånd. Detta understryker vikten av medicinsk övervakning när man överväger tillskott med Ruscus aculeatus.

Rekommendationer för säker och effektiv användning

Dosering och administrering: Den typiskt rekommenderade dosen varierar, men studier tyder på att doser på 100-150 mg dagligen är effektiva. Det är viktigt att följa doseringsanvisningarna och rådgöra med en sjukvårdspersonal innan du påbörjar något nytt tillskott, särskilt för att justera dosen baserat på individuell respons och förhindra interaktioner eller biverkningar.

Medicinsk övervakning och tillsyn: Med tanke på risken för biverkningar och interaktion med andra medicinska tillstånd är övervakning av en sjukvårdspersonal avgörande. Detta säkerställer att behandlingen inte bara är effektiv utan också säker för patienten.

Praktiska tips

Regelbunden användning av extrakt: Överväg att införliva
Ruscus aculeatus-tillskott i din dagliga rutin. Den rekommen-
derade dosen är vanligtvis 100-150 mg dagligen, beroende på
koncentrationen av extrakten och den medicinska rekommen-
dationen.

Aktuella applikationer: Utforska aktuella produkter som
innehåller Ruscus aculeatus, såsom geler eller krämer, som kan
appliceras direkt på drabbade områden för att lindra symtom
som tyngd och ödem.

Kombination med andra behandlingar: Använd Ruscus acule-
atus i kombination med andra behandlingar som kompres-
sionsstrumpor och kostjusteringar för att maximera fördelarna
vid hantering av åderbråck.

Är Ruscus aculeatus lämplig för alla patienter med åderbråck?

Även om det är fördelaktigt för många, bör dess användning
utvärderas individuellt, särskilt hos personer med redan ex-
isterande hälsotillstånd. Rådgör alltid med en professionell in-
nan du börjar med ett nytt tillskott.

Hur lång tid ska det ta för Ruscus aculeatus att se förbättrin-
gar?

Fördelarna kan vanligtvis ses efter några veckors kontinuerlig
användning. Resultaten kan dock variera beroende på indi-
viden och svårighetsgraden av symtomen.

Tips för medicinsk övervakning

Inledande utvärdering och uppföljning: Innan behandlingen
med Ruscus aculeatus påbörjas är det viktigt att göra en
medicinsk utvärdering för att avgöra om detta tillskott är
lämpligt för ditt specifika fall. Regelbunden uppföljning
hjälper till att justera dosen och övervaka behandlingens effekt
och säkerhet.

Övervaka interaktioner och biverkningar: Eftersom Ruscus
aculeatus kan interagera med andra mediciner och kosttillskott
är medicinsk övervakning avgörande för att förhindra negativa
interaktioner och känna igen eventuella biverkningar tidigt.

Slutsats: En grön bundsförvant för dina ådror

Ruscus aculeatus är inte bara ett tillskott; Det är naturens löfte
om bättre venhälsa. Genom att integrera denna växt i din
strategi för hantering av åderbråck, tillsammans med regelbun-
den motion och en balanserad kost, kan du uppnå betydande
kontroll över dina symtom och förbättra din livskvalitet. Det
här kapitlet har brutit ner inte bara hur anläggningen fungerar
till din fördel, utan också hur du kan implementera den på ett
säkert och effektivt sätt.

Hagtorn (Crataegus spp.) och dess roll i hanteringen av åderbråck

Föreställ dig en växt som inte bara förskönar landskapet med sina delikata blommor och röda frukter, utan också gömmer kraften att skydda och vitalisera dina ådror. Hagtornen, eller hagtornen, är den tysta väktaren, en oväntad allierad i kampen mot åderbråck. I det här kapitlet kommer vi att ta reda på hur denna uråldriga växt kan hjälpa dig att förbättra mikrocirkulationen och skydda dina vener.

Hagtorn är införd i tempererade regioner i Europa och har varit vördad i generationer för sina kardiotoniska egenskaper. Dess fördelar sträcker sig dock bortom hjärtat och sträcker sig till de små venerna som är en del av vår kropps stora cirkulationsflod.

Den innehåller triterpen och fenolsyror, som förstärker dess skyddande och reparerande effekter.

Fördelar för mikrocirkulation

1. Avslappningsglas:

Vad betyder det här? Hagtorn främjar utsöndringen av kväveoxid, en viktig molekyl som hjälper till att slappna av de glatta musklerna i venerna. Detta underlättar friare blodflöde och minskar trycket som kan orsaka åderbråck.

2. Endotelskydd:

Hur skyddar det venerna? Växten stärker den inre barriären i venerna (endotelet), hämmar processer som kan skada den och aktiverar mekanismer som stabiliserar den. Detta är viktigt för att förebygga åderbråck, eftersom ett friskt endotel förhindrar att blod samlas och bildar åderbråck.

Klinisk användning och försiktighetsåtgärder

Terapeutiska tillämpningar: Hagtorn har visat sig lovande vid behandling av ischemi och förebyggande av arytmier. Dess förmåga att skydda mot reperfusion/ischemiskada gör den till en idealisk kandidat för mer djupgående studier i samband med venösa sjukdomar.

Biverkningar:

Även om det är säkert, har vissa biverkningar som yrsel och gastrointestinala besvär rapporterats. Det är viktigt att rådgöra med en sjukvårdspersonal innan du börjar med något tillskott, särskilt under graviditet eller amning.

Hagtorn, eller hagtorn, har undersökts för sin förmåga att förbättra kardiovaskulär hälsa och kan gynna dem med åderbråck för dess effekter på mikrocirkulationen. Dessa föreningar hjälper till att vidga perifera och kranskärl, vilket förbättrar blodflödet till hjärtat och kan vara till hjälp för att lindra associerade tillstånd som bröstsmärta eller angina.

Dessutom främjar hagtorn utsöndringen av kväveoxid, en naturlig vasodilaterare som slappnar av blodkärlen och förbättrar den totala cirkulationen, vilket kan vara särskilt fördelaktigt för den drabbade mikrocirkulationen vid åderbråck.

Om du funderar på att inkludera hagtorn i din dagliga rutin är det lämpligt att göra det under medicinsk övervakning, särskilt om du är gravid, ammar eller tar mediciner mot hjärtsjukdomar, eftersom det kan interagera med dessa behandlingar.

Detta naturliga tillvägagångssätt, i kombination med en aktiv livsstil och hälsosam kost, kan vara en värdefull del av din strategi för att hantera åderbråck och förbättra ditt kardiovaskulära välbefinnande.

Praktiska tips

Dagligt tillägg: Överväg att inkludera hagtorn i din dagliga rutin genom kapslar eller teer. Se till att använda standardiserade extrakt för bästa resultat.

Kombination av behandlingar: Använd hagtorn i kombination med andra åderbråcksterapier, såsom kompressionsstrumpor och motion, för att maximera de positiva effekterna.

Hur lång tid tar det att se effekterna av hagtorn?

Fördelarna med hagtorn kan ta flera veckor att visa sig. Uthållighet är nyckeln, och effekterna kan variera från person till person.

Finns det några läkemedelsinteraktioner med hagtorn?

Ja, hagtorn kan interagera med hjärt- och blodtrycksmediciner. Rådgör alltid med sjukvårdspersonal innan du börjar ta det, särskilt om du redan är under medicinsk behandling.

Tips för medicinsk övervakning

Regelbundna konsultationer: Rådgör med en sjukvårdspersonal innan du påbörjar behandling med hagtorn. Det är viktigt att justera dosen på lämpligt sätt och övervaka hur behandlingen svarar på behandlingen.

Övervaka biverkningar: Även om hagtorn är säkert är det viktigt att hålla utkik efter biverkningar som yrsel eller gastrointestinala besvär. Rapportera eventuella biverkningar till din läkare.

Slutsats: Bortom skönhet

Hagtorn är inte bara en vacker växt; Det är ett bevis på hur naturen ger oss kraftfulla verktyg för att ta hand om vår hälsa på ett heltäckande sätt. Genom att integrera Hawthorn i ditt liv väljer du inte bara att behandla dina åderbråck, utan du fattar också ett medvetet beslut för att skydda och förbättra ditt cirkulationssystem.

Ginseng: En uråldrig allierad för modern venös hälsa

Föreställ dig för ett ögonblick en rot som inte bara har värderats i årtusenden i traditionell asiatisk medicin, utan som också har kraften att vitalisera dina vener inifrån. Vi talar om ginseng, en växt vars rötter döljer mer än enkla myter: de gömmer ett naturligt apotek som kan förbättra din venösa cirkulation avsevärt.

Upptäck Ginseng

Ginseng är vördad inom österländsk medicin för sin förmåga att balansera kropp och själ och innehåller ett antal bioaktiva föreningar som kallas ginsenosider. Dessa föreningar är ansvariga för många av ginsengs hälsofördelar, och deras studie har fascinerat både läkare och forskare.

Bioaktiva komponenter och deras effekter

Ginsenosider (Rb1, Rg1, Rg3, Re, Rd): Dessa saponiner spelar en avgörande roll för att främja kardiovaskulär och venös hälsa. De verkar på kärlsystemet på ett sätt som kan förändra hälsan hos dem som lider av åderbråck.

Alkaloider och fenolsyror: De kompletterar effekten av ginsenosider och erbjuder antioxidant och antiinflammatoriskt skydd.

Fördelar för mikrocirkulation

1. Vasodilatation:

Hur fungerar det? Ginsenosider stimulerar produktionen av kväveoxid i endotelet, det inre lagret av vener. Detta gör att kärlens glatta muskler slappnar av, vilket gör att venerna kan vidgas och underlätta bättre blodflöde. Kan du föreställa dig att underlätta blodtransporten genom dina ådror på samma sätt som att rensa en trafikstockning på en trafikerad väg?

2. Endotelskydd:

Vad innebär detta? Förutom att förbättra cirkulationen skyddar ginseng venväggarna från reperfusion/ischemi (I/R) skador, vilket är när blodflödet återställs till ett tidigare syreberövat område. Denna typ av skydd är avgörande för att förhindra långsiktiga venösa skador.

Överväganden och biverkningar

Även om ginseng är en kraftfull allierad för venös hälsa, är dess användning inte utan försiktighetsåtgärder. Vissa biverkningar inkluderar illamående, diarré och sömnlöshet, och det

78

är särskilt viktigt att undvika dess konsumtion under graviditet eller amning på grund av dess effekter på myometrisk ton och motilitet.

Har du någonsin funderat på hur en växt som ginseng kan förändra hanteringen av dina åderbråck? Vilka förändringar kan du genomföra i ditt dagliga liv för att dra nytta av dess fördelar?

Slutsats: Ginseng, mer än en mirakulös rot

Ginseng erbjuder mer än anekdoter från traditionell medicin; Den erbjuder lösningar som stöds av modern vetenskap för samtida cirkulationsproblem. Genom att integrera ginseng i din dagliga rutin, tillsammans med en balanserad kost och motion, tar du inte bara hand om dina vener, utan förbättrar också din allmänna kärlhälsa.

På följande sidor kommer vi att fortsätta att utforska andra naturläkemedel och näringsstrategier som kompletterar användningen av ginseng, för att se till att du har de nödvändiga verktygen för att leva ett liv fritt från de begränsningar som åderbråck medför.

Ginseng, som är uppskattad inom traditionell asiatisk medicin för sina många fördelar, innehåller ginsenosider som Rb1, Rg1, Rg3, Re, Rd, som är viktiga för att förbättra kardiovaskulär och venös hälsa. Dessa föreningar stimulerar produktionen av kväveoxid, vilket underlättar vasodilatation och förbättrar mikrocirkulationen. Dessutom erbjuder ginseng antioxidanter och antiinflammatoriskt skydd, vilket är avgörande för att upprätthålla en god venhälsa och förebygga komplikationer i samband med åderbråck.

Fördelar med Ginseng för mikrocirkulation och venös hälsa

1. Vasodilatation: Ginsenosider stimulerar avslappning av vaskulära glatta muskler, vilket möjliggör bättre blodflöde och minskar trycket i venerna.

2. Endotelskydd: Ginseng skyddar endotelet, det inre lagret av vener, från potentiell skada, vilket är avgörande för att förhindra långsiktiga venösa problem.

Biverkningar och försiktighetsåtgärder

Även om ginseng tolereras väl kan det orsaka illamående, diarré och sömnlöshet.

Det är viktigt att undvika konsumtion under graviditet eller amning på grund av dess effekter på myometriell tonus och motilitet.

Praktik

Att integrera ginseng i din dagliga rutin kan avsevärt förbättra din hantering av åderbråck.

Det är tillrådligt att göra detta under medicinsk övervakning
för att justera dosen på lämpligt sätt och övervaka eventuella
biverkningar.

Användningen av ginseng, i kombination med en balanserad
kost och regelbunden motion, kan erbjuda en omfattande
strategi för att förbättra kärlhälsan och lindra åder-
bråckssymtom.

Praktiska tips

Ginseng Incorporation: Integrera ginseng i din kost genom
ginseng kapslar eller te. Var noga med att börja med låga doser
för att bedöma toleransen.

Kombination av behandlingar: Kombinera användningen av
ginseng med andra behandlingar som rekommenderas för åder-
bråck, såsom benhöjningar och användning av kompres-
sionsstrumpor, för att optimera resultaten.

Hur lång tid ska det ta för ginseng att se åderbråck förbättras?

Effekterna kan variera, men det rekommenderas att utvärdera
fördelarna efter 8 till 12 veckors konsekvent användning.

Kan ginseng interagera med mediciner?

Ja, ginseng kan interagera med blodförtunnande mediciner och de som påverkar immunförsvaret. Det är viktigt att rådgöra med en läkare innan du börjar med ginseng, särskilt om du redan genomgår medicinsk behandling.

Tips för medicinsk övervakning

Inledande konsultation: Innan du börjar med ginseng-tillskott bör du rådgöra med en sjukvårdspersonal för att utvärdera din specifika situation och interaktioner med andra behandlingar.

Responsövervakning: Det är viktigt att följa upp regelbundet för att justera dosen vid behov och övervaka eventuella biverkningar eller interaktioner med andra mediciner du tar.

Vitis vinifera L.: Vinrankans kraft i kampen mot åderbråck

I hjärtat av vingårdarna växer inte bara druvorna som ger upphov till världens mest utsökta viner, utan också en naturlig och kraftfull lösning för dem som lider av åderbråck. Extrakt av röda blad, som härrör från växten Vitis vinifera L., är en allierad i kärlhälsan tack vare dess rika sammansättning av bioaktiva föreningar.

En titt på komponenterna i vinstocken

Vinrankan är inte bara källan till druvor, utan också en reservoar av fenolföreningar som resveratrol, gallussyra, katekin och en mängd olika flavonoider och procyanidiner. Dessa komponenter är kända för sina potenta antioxidanter och antiinflammatoriska effekter, som spelar en avgörande roll för att skydda och förbättra mikrocirkulationen.

Viktiga fördelar för åderbråck

1. Endotelskydd och avslappning av kärl:

Hur fungerar det? Resveratrol och procyanidiner från vinrankor kan öka syntesen av kväveoxid (NO) i endotelet, vilket underlättar avslappning av blodkärl och förbättrar cirkulationen. Denna effekt är avgörande för att förhindra venös stasis, ett dominerande tillstånd i åderbråck.

Synliga effekter: Har du någonsin märkt en minskning av tyngden och smärtan i benen efter en förändring i din kost eller rutin? Dessa föreningar hjälper till att minska de besvärande symtomen, vilket avsevärt förbättrar din livskvalitet.

2. Inflammationsreduktion och kapillärpermeabilitet:

Påverkan: Procyanidin B1 har antiinflammatoriska effekter som minskar kapillärpermeabiliteten. Denna process är avgörande för att minska ödem och känslan av tyngd i benen, två vanliga och försvagande symtom på åderbråck.

Kliniska tillämpningar och överväganden

Klinisk användning: Vitis vinifera L. har använts effektivt vid behandling av perifer venös sjukdom och hemorrojder. Minskningen av fåfänga diameter bevisar dess potential att förbättra det venösa tillståndet.

Biverkningar: Även om det tolereras väl är det viktigt att vara medveten om eventuella gastrointestinala besvär eller allergiska reaktioner. Inkluderingen av detta extrakt bör övervägas noggrant, särskilt om du är gravid eller ammar.

Praktiskt genomförande

Kan du tänka dig att integrera ett så naturligt element som extrakt av röda blad i din dagliga rutin? Här är några förslag:

Kostintegration: Överväg kosttillskott som innehåller Vitis vinifera L.-extrakt, eller införliva naturliga produkter som härrör från vinstocken i dina måltider.

Medicinska konsultationer: Glöm inte att rådgöra med din läkare innan du påbörjar något tillskott, särskilt om du redan har tillstånd.

När du går genom livet är varje steg du tar mot att ta hand om dina vener ett steg mot bättre hälsa. Red Leaf Extract är inte bara ett tillskott; Det är ett bevis på hur naturen kan upprätthålla och förbättra vår kärlhälsa.

Det här kapitlet ger dig inte bara en djupgående förståelse för fördelarna med Vitis vinifera L., utan det inbjuder dig också att utforska hur du kan göra små förändringar i ditt liv för stora förbättringar av din venösa hälsa. Är du redo att ta det steget?

Det är viktigt att notera att även om extrakt av röda blad tolereras väl, kan det i vissa fall orsaka gastrointestinala besvär eller allergiska reaktioner. Därför rekommenderas det att diskutera eventuella tillskott med en sjukvårdspersonal, särskilt om du redan har tillstånd eller om du är gravid eller ammar.

Hur lång tid tar det innan effekterna av extrakt av röda vinstockar på åderbråck ses?

Effekterna kan variera, men det rekommenderas att utvärdera fördelarna efter konsekvent användning i minst 3 till 6 veckor.

Har extrakt av röda vinstockar biverkningar?

Även om det tolereras väl kan det i vissa fall orsaka milda gastrointestinala besvär. Det är viktigt att börja med en låg dos och gradvis öka efter tolerans.

Tips för medicinsk övervakning

Förhandsutvärdering: Innan du börjar ta tillskott är en medicinsk utvärdering avgörande för att säkerställa att det inte finns några kontraindikationer eller risker för interaktioner med andra mediciner.

Regelbunden uppföljning: Uppmuntrar till regelbunden uppföljning med sjukvårdspersonal för att övervaka svaret på behandlingen och justera dosen vid behov.

Växtbaserade innovationer vid behandling av venös insufficiens

I det här kapitlet kommer vi att utforska hur två kraftfulla växter, Centella asiatica och Vitis vinifera, tillsammans tar sig in i behandlingen av kronisk venös insufficiens, ett tillstånd som drabbar många människor runt om i världen och är relaterat till uppkomsten av åderbråck.

Föreställ dig för ett ögonblick två av de mest kraftfulla naturkrafterna inom fytoterapi som förenar sina egenskaper för att erbjuda en integrerad och effektiv lösning mot åderbråck. Centella asiatica, känd för sin användning i ayurvedisk och traditionell kinesisk medicin, och Vitis vinifera, mer känd som druvväxten, vars fördelar sträcker sig bortom vinproduktion, kombineras för att bilda en formidabel behandling.

1. Viktig rekommendation:

Det rekommenderade förhållandet mellan Centella asiatica-extrakt (EC) och Vitis vinifera-extrakt (VVE) är 1:3. Denna kombination har genom rigorösa studier visat sig vara den mest effektiva för att minska onormal vaskulär permeabilitet och inflammation, viktiga aspekter i de inledande stadierna av venös insufficiens.

Hämning av inflammatoriska mätare:

De kombinerade extrakten har en signifikant effekt på minskningen av inflammatoriska mediatorer som kväveoxid och prostaglandin E2, som är nyckeln till utvecklingen av smärta och inflammation i samband med åderbråck.

Modulering av kärnfaktorn NF-κB:

Genom att påverka translokationen av transkriptionsfaktorn NF-κB modulerar extrakt uttrycket av gener som främjar inflammatoriska processer, vilket ger betydande lindring av åderbråckssymtom.

Effektiv minskning av vaskulär permeabilitet:

Tester har visat att dessa kombinationer inte bara minskar inflammation utan också minskar kärlpermeabiliteten, en avgörande faktor för att minska ödem och förbättra patienternas livskvalitet.

Praktisk tillämpning och rekommendationer

Inkorporering i behandlingsplaner:

Läkare kan integrera dessa växtbaserade kombinationer i en holistisk behandlingsplan som inkluderar både kompressionsterapi och åtgärder för höjning av extremiteter, och därigenom optimera terapeutiska resultat.

Doseringsövervakning och justering:

Det är viktigt att behandlingarna anpassas individuellt och att kontinuerlig övervakning genomförs för att säkerställa maximal effekt och minimera potentiella biverkningar.

Kombinationen av Centella asiatica och Vitis vinifera har studerats för dess effektivitet när det gäller att minska onormal vaskulär permeabilitet och inflammation, som är viktiga aspekter i de inledande stadierna av kronisk venös insufficiens. Studier tyder på att det rekommenderade förhållandet mellan Centella asiatica-extrakt och Vitis vinifera-extrakt är 1:3 för att uppnå effektivitet i behandlingen av detta tillstånd.

De biologiska mekanismerna som är involverade inkluderar hämning av inflammatoriska mediatorer som kväveoxid och prostaglandin E2, samt modulering av den nukleära faktorn NF-κB, som hjälper till att minska inflammatoriska processer och vaskulär permeabilitet. Dessa kombinerade effekter kan avsevärt minska inflammation och ödem hos patienter med åderbråck.

Det är viktigt att implementeringen av denna behandling sker under medicinsk övervakning för att justera doserna efter patientens individuella svar och minimera biverkningar. Dessutom rekommenderas det att integrera dessa växtbaserade kombinationer i en större behandlingsplan som också kan inkludera kompressionsterapi och andra åtgärder för att optimera terapeutiska resultat.

Eftersom kombinationen av dessa växter presenterar sig som ett lovande och mindre invasivt alternativ för behandling av kronisk venös insufficiens, är det viktigt för patienter och vårdgivare att överväga alla tillgängliga alternativ, inklusive naturliga behandlingar som kan erbjuda fördelar utan de risker som är förknippade med mer invasiva ingrepp.

Praktiska tips

1. Börja med gradvis tillskott:

Om du funderar på att börja med kosttillskott Centella Asiatica och Vitis vinifera, börja med en låg dos och öka gradvis baserat på tolerans och din läkares rekommendationer. Detta kommer att hjälpa din kropp att anpassa sig till behandlingen och gör att du kan upptäcka biverkningar tidigt.

2. Kombinera med sjukgymnastik:

Integrera användningen av dessa extrakt med kompressionsterapier och specifika övningar för benen. Kombinationen av behandlingar kan optimera resultaten och förbättra venhälsan på ett holistiskt sätt.

3. Håll en symtomdagbok:

Anteckna dina symtom dagligen, eventuella förändringar du märker och hur du känner dig för att ta tillskotten. Detta gör att

du kan spåra effekterna av behandlingen exakt och diskutera
dem med din läkare för nödvändiga justeringar.

Hur lång tid tar det för kombinationen av Centella asiatica och
Vitis vinifera att verka?

Effekterna kan variera från person till person. Patienter kan
märka förbättringar av symtomen på kronisk venös insuffi-
ciens inom de första 4 till 8 veckorna av kontinuerlig använd-
ning. Det är viktigt att vara tålmodig och konsekvent med
tillskott.

Är det säkert att ta dessa kosttillskott tillsammans med andra
mediciner?

Även om Centella asiatica och Vitis vinifera är säkra, kan de
interagera med andra mediciner, särskilt blodförtunnande och
antiinflammatoriska medel. Det är viktigt att rådgöra med din
läkare innan du börjar ta tillskott för att undvika negativa inter-
aktioner.

Finns det några biverkningar när man använder dessa kost-
tillskott?

Biverkningar är sällsynta, men kan inkludera milda gastroin-
testinala besvär, yrsel eller allergiska reaktioner. Om du up-
plever biverkningar är det viktigt att minska dosen eller
avbryta användningen och rådfråga sjukvårdspersonal.

Tips för medicinsk övervakning

1. Inledande utvärdering:

Utför en fullständig medicinsk utvärdering innan du börjar
med Centella Asiatica och Vitis vinifera-tillskott. Detta
inkluderar en fysisk undersökning och blodprover för att
fastställa en baslinje för din venösa och allmänna hälsa.

Detta kommer att hjälpa din läkare att anpassa din behandling
och övervaka effekterna mer exakt.

2. Regelbunden övervakning:

Schemalägg regelbundna uppföljningsbesök hos din läkare för
att bedöma dina framsteg och justera doserna vid behov. Detta
kommer att säkerställa att du får maximal nytta av tillskottet
samtidigt som du minimerar eventuella risker.

3. Rapport om symtom:

Tala om för din läkare om dina symtom förändras, oavsett om
det är en förbättring eller en försämring. Detaljer som
smärtintensitet, svullnad och eventuellt nytt obehag bör rap-
porteras. Detta gör det möjligt för din läkare att justera behan-
dlingen effektivt och i rätt tid.

Slutsats: En lovande framtid

Kombinationen av Centella asiatica och Vitis vinifera utgör en spännande gräns för behandling av åderbråck och venös insufficiens. Dessa extrakt erbjuder inte bara ett mindre invasivt och mer naturligt tillvägagångssätt, utan deras potential att förbättra mikrocirkulationen och minska inflammation öppnar nya vägar för att avsevärt förbättra livskvaliteten för dem som lider av dessa tillstånd.

När vi avslutar detta kapitel bjuder jag in dig att reflektera över hur integrationen av naturliga lösningar kan vara ett värdefullt komplement eller till och med ett alternativ till konventionella metoder, särskilt vid hantering av kroniska tillstånd som åderbråck. Är du redo att överväga dessa naturliga alternativ på din resa mot bättre vaskulär hälsa?

Trollhassel Virginiana L. – En naturlig allierad mot åderbråck

I vårt ständiga sökande efter naturliga lösningar för att förbättra kärlhälsan och bekämpa åderbråck stötte vi på en värdefull botanisk resurs: Hamamelis virginiana L., allmänt känd som trollhassel. Det här kapitlet fördjupar sig i hur trollhassel kan vara ett effektivt komplement vid hantering av åderbråck och andra vaskulära tillstånd.

Har du någonsin undrat hur en växt kan påverka hälsan hos dina vener avsevärt? Trollhassel är inte bara en populär ingrediens i hudvårdsprodukter för sin lugnande effekt, utan den har också egenskaper som aktivt kan förbättra mikrocirkulationen och lindra symtomen på åderbråck.

Sammansättning och verkan av trollhassel

Bioaktiva beståndsdelar:

Trollhassel virginiana består av en rik blandning av färgämnen, gallussyra, flavonoider som katekiner, saponiner och eteriska oljor som ger den flera terapeutiska egenskaper.

Fördelar för mikrocirkulationen:

Tack vare de tanniner som finns erbjuder trollhassel sammandragande och hemostatiska egenskaper, vilket är viktigt för att minska det ytliga blodflödet. Denna förmåga är särskilt fördelaktig vid behandling av tillstånd som dermatit och perifer venös sjukdom (PVD), där hudens integritet och underliggande cirkulation är nedsatt.

Vasokonstriktion och inflammationslindring:

Trollhassel fungerar som en naturlig vasokonstriktor och förbättrar venös ton genom att minska vaskulär permeabilitet och begränsa inflammation, tack vare hämningen av histaminfrisättning av dess flavonoider.

Praktik:

Även om det är säkert och väl tolererat, bör försiktighet iakttas när du använder det, särskilt hos personer med känslig hud eller de som är gravida, på grund av de potentiella irriterande ämnena och bristen på omfattande studier på dessa grupper.

Praktiska scenarier och användningsöverväganden

Föreställ dig att du arbetar hemifrån och tillbringar långa timmar framför datorn. Du märker tyngd och trötthet i benen i slutet av dagen. Att integrera trollhassel i din dagliga rutin, genom en gel eller kräm, kan vara en enkel och effektiv metod för att lindra dessa symtom. Det skulle inte bara bidra till att förbättra cirkulationen utan också minska eventuell hudinflammation eller irritation.

Trollhassel, vetenskapligt känd som Witch Hazel Virginiana, är en värdefull resurs för hantering av åderbråck och andra vaskulära tillstånd på grund av dess bioaktiva komponenter som tanniner, som ger den sammandragande och hemostatiska egenskaper. Dessa egenskaper är särskilt användbara för att minska blodflödet på ytan och förbättra mikrocirkulationen, vilket är fördelaktigt vid behandling av dermatit och perifer venös sjukdom.

Även om trollhassel är säkert och tolereras väl när det appliceras på huden, finns det potentiella biverkningar som hudirritation, särskilt hos personer med känslig hud. Dessutom rekommenderas inte användning under graviditet eller amning på grund av bristen på data om dess säkerhet i dessa populationer.

Kliniska tillämpningar av trollhassel inkluderar dess användning för att minska inflammation och som en naturlig vasokonstriktor, som förbättrar venös ton och begränsar inflammation genom att hämma frisättningen av histamin av dess flavonoider. Detta kan vara till hjälp för att lindra symtom relaterade till åderbråck.

Det är viktigt att all integrering av trollhassel i behandlingar för åderbråck eller andra medicinska tillstånd diskuteras och övervakas av en sjukvårdspersonal för att säkerställa korrekt och säker användning.

Praktiska tips

1. Regelbunden aktuell applikation:

Applicera trollhassel i form av en gel eller kräm två gånger om dagen på de områden som drabbats av åderbråck. Detta kan hjälpa till att minska inflammation, lindra klåda och förbättra mikrocirkulationen i huden.

2. Användning av kalla kompresser:

Använd kalla kompresser indränkta i trollhassel för att minska svullnad och smärta i benen efter längre perioder av stående. Kalla kompresser kan ge omedelbar lindring och förbättra blodcirkulationen.

3. Integrering i hudvårdsrutinen:

Inkorporera trollhassel i din dagliga hudvårdsrutin, särskilt om du upplever hudirritation eller inflammation relaterad till åderbråck. Regelbunden användning kan förbättra den allmänna hudhälsan och förebygga åderbråcksrelaterade komplikationer.

Hur fungerar trollhassel för att förbättra venhälsan?

Trollhassel innehåller tanniner, flavonoider och eteriska oljor som har sammandragande och antiinflammatoriska egenskaper. Dessa komponenter hjälper till att minska blodkärlens permeabilitet och förbättra venös tonus, vilket kan lindra åderbråckssymtom som svullnad och smärta.

Är det säkert att använda trollhassel under graviditeten?

Även om trollhassel är säkert för utvärtes bruk, rekommenderas försiktighet under graviditet på grund av bristen på omfattande studier på denna population. Rådgör alltid med din läkare innan du påbörjar någon ny behandling under graviditeten.

Kan trollhassel orsaka biverkningar?

Aktuell användning av trollhassel tolereras väl, men hos vissa människor kan det orsaka hudirritation eller allergiska reaktioner. Om du upplever rodnad, klåda eller någon annan biverkning, avbryt användningen och kontakta en sjukvårdspersonal.

Tips för medicinsk övervakning

1. Inledande utvärdering:

Innan du börjar använda trollhassel, rådgör med en hudläkare för att utvärdera svårighetsgraden av dina åderbråck och bestämma det bästa sättet att införliva trollhassel i din behandling. Detta säkerställer att du får en personlig och säker behandlingsplan.

2. Regelbunden övervakning:

Schemalägg regelbundna besök hos din läkare för att övervaka effektiviteten av din trollhasselbehandling och justera vid behov. Spårning gör att du snabbt kan upptäcka och hantera eventuella biverkningar eller förändringar i tillståndet för dina åderbråck.

3. Övervakning av hudreaktioner:

Berätta för din läkare om eventuella negativa hudreaktioner när du använder trollhassel, såsom irritation, rodnad eller klåda. Detta gör att du kan justera behandlingen för att minimera negativa effekter och säkerställa din huds hälsa.

Slutsats: Ett botemedel för alla?

I det här kapitlet har vi utforskat hur trollhassel kan vara en allierad i kampen mot åderbråck. Dess förmåga att förbättra mikrocirkulationen och erbjuda symtomatisk lindring gör den till ett giltigt alternativ för dem som letar efter naturliga alternativ. Det är dock viktigt att rådgöra med en sjukvårdspersonal innan du påbörjar någon ny behandling, särskilt om du redan behandlas för åderbråck eller andra medicinska tillstånd.

Det här kapitlet har inte bara fört dig närmare denna extraordinära växts natur, utan har också betonat vikten av en individualiserad bedömning och ett tillvägagångssätt för behandling av åderbråck. Är du redo att utforska fördelarna med trollhassel i ditt liv?

Ginkgo Biloba L. – En naturlig förstärkning för det venösa systemet

I hjärtat av traditionell och modern örtmedicin hittar vi Ginkgo Biloba, ett gammalt träd som erbjuder lovande lösningar för dem som står inför åderbråck. Det här kapitlet utforskar hur Ginkgo Biloba kan vara en värdefull allierad i venös hälsohantering, ge lindring och förbättra livskvaliteten för dem som drabbats av detta tillstånd.

Visste du att Ginkgo Biloba är en av de levande fossilerna i vår flora? Med en historia som går tillbaka mer än tvåhundra miljoner år har denna växt inte bara överlevt klimatiska och geologiska förändringar utan har också blomstrat. Dess motståndskraft gör den till en symbol för livslängd och, i medicinska termer, en källa till bioaktiva komponenter som är fördelaktiga för vår blodcirkulation.

Fördelaktiga verkningsmekanismer:

Vasodilaterande aktivitet: Ginkgo främjar expansionen av blodkärl, vilket underlättar bättre blodperfusion genom endotelet, det inre lagret av blodkärl.

Endotelskydd: Bekämpar oxidativ stress och minskar vidhäftningen av inflammatoriska molekyler, vilket hjälper till att upprätthålla integriteten hos venösa väggar.

Specifika applikationer för personer med åderbråck

Föreställ dig att du känner tyngd i benen i slutet av varje dag, en ständig påminnelse om dina åderbråck. Att integrera Ginkgo Biloba i din regim kan avsevärt förbättra detta symtom, tack vare dess förmåga att förbättra mikrocirkulationen och underlätta ett effektivare venöst återflöde, vilket minskar trycket i venerna.

Försiktighetsåtgärder och praktiska rekommendationer

Biverkningar att tänka på:

Även om fördelarna med Ginkgo är anmärkningsvärda, är det klokt att vara uppmärksam på potentiella biverkningar som blödningskomplikationer, särskilt om du tar blodförtunnande mediciner.

Integrering i behandlingen:

Innan du börjar med något tillskott är det viktigt att rådgöra med en läkare. Ginkgo Biloba bör vara en del av en omfattande förvaltningsplan som inkluderar rätt kost, motion och, vid behov, kompressionsterapier.

Ginkgo Biloba, som har använts i århundraden inom både traditionell och modern medicin, erbjuder fördelaktiga egenskaper för kärlhälsan, särskilt vid hantering av åderbråck.

Fördelar och verkningsmekanismer

Vasodilatation: Ginkgo Biloba främjar expansionen av blod-
kärl och förbättrar därmed blodperfusionen genom endotelet.
Denna åtgärd är fördelaktig för att lindra symtom som tyngd i
benen orsakad av åderbråck.

Endotelskydd: Bekämpar oxidativ stress och minskar vidhäft-
ningen av inflammatoriska molekyler, vilket är viktigt för att
upprätthålla integriteten hos venösa väggar.

Försiktighetsåtgärder och rekommendationer

Biverkningar: Även om Ginkgo Biloba är säkert, kan det or-
saka blödningskomplikationer, särskilt i kombination med
blodförtunnande mediciner. Försiktighet och medicinsk kon-
sultation rekommenderas innan du påbörjar något tillskott.

Integrering i behandlingen: Bör betraktas som en del av en
omfattande hanteringsplan som inkluderar kost, motion och
kompressionsterapier, om det behövs. Den allmänt rekommen-
derade dosen för cirkulationsfördelar är 120 till 240 mg per
dag av standardiserat Ginkgo Biloba-extrakt.

Slutsats

Ginkgo Biloba framstår som en värdefull och potent resurs för
att förbättra mikrocirkulationen och kärlhälsan, vilket kan vara
särskilt användbart för personer med åderbråck. Dess använd-
ning bör anpassas och övervakas av en hälso- och sjukvård-
spersonal för att säkerställa maximal effektivitet och säkerhet.

Det här kapitlet inbjuder dig att överväga Ginkgo Biloba inom
ett holistiskt tillvägagångssätt för behandling av åderbråck,
och belyser vikten av noggrann utvärdering och ett personligt
tillvägagångssätt vid hantering av venösa tillstånd.

Praktiska tips

1. Dosering och tillskott:

Börja med en dos på 120 mg per dag av standardiserat Ginkgo
Biloba-extrakt, uppdelat i två dagliga doser. Vid behov kan du
öka dosen till 240 mg dagligen under medicinsk övervakning.
Hjälper till att förbättra mikrocirkulationen och lindra symtom
på tyngd och smärta i benen.

2. Införlivande i den dagliga rutinen:

Integrera Ginkgo Biloba i ditt kosttillskott tillsammans med en
antioxidantrik kost och regelbunden motion för att maximera
dess fördelar. Förbättrar effekterna av Ginkgo Biloba för att
förbättra kärlhälsan och det allmänna välbefinnandet.

3. Kombinera med kompressionsterapier:

Använd kompressionsstrumpor under dagen för att komplet-
tera användningen av Ginkgo Biloba och förbättra det venösa
återflödet. Kombinationen av dessa behandlingar kan ge en
mer fullständig lindring av åderbråckssymtom.

Hur fungerar Ginkgo Biloba för att förbättra åderbråck?

Ginkgo Biloba förbättrar mikrocirkulationen genom att främja vasodilatation och öka blodflödet genom endotelet. Dessutom hjälper dess antioxidativa egenskaper till att skydda venväggarna från oxidativ skada.

Finns det några biverkningar när du använder Ginkgo Biloba?

Även om Ginkgo Biloba är säkert kan det orsaka biverkningar som huvudvärk, yrsel och mag- och tarmbesvär. Det kan också öka risken för blödningar, särskilt hos personer som tar blodförtunnande medel. Det är viktigt att rådgöra med en läkare innan du börjar ta tillskott.

Kan jag ta Ginkgo Biloba om jag tar andra mediciner?

Ginkgo Biloba kan interagera med flera mediciner, inklusive blodförtunnande medel, icke-steroida antiinflammatoriska läkemedel (NSAID) och vissa antidepressiva medel. Rådgör alltid med din läkare innan du börjar med ett nytt tillskott för att undvika negativa interaktioner.

Tips för medicinsk övervakning

1. Inledande utvärdering:

Boka ett möte med din läkare för att bedöma hälsan hos dina vener och bestämma rätt dos av Ginkgo Biloba. En korrekt diagnos och en personlig dos garanterar större effektivitet och säkerhet i behandlingen.

2. Regelbunden övervakning:

Schemalägg regelbundna möten för att övervaka ditt svar på
behandlingen med Ginkgo Biloba och justera dosen vid behov.
Regelbunden övervakning gör det möjligt att upptäcka och
korrigera eventuella biverkningar eller nödvändiga justeringar
under behandlingen.

3. Koagulationstester:

Om du tar blodförtunnande läkemedel, se till att utföra koagu-
lationstester regelbundet för att övervaka risken för blödning.
Detta säkerställer att Ginkgo Biloba är säker att använda och
inte ökar risken för blödningskomplikationer.

Slutsats: Ginkgo Biloba, en naturlig förändring till det bättre?

Under hela det här kapitlet har vi sett hur Ginkgo Biloba inte
bara symboliserar motståndskraft och livslängd, utan också ger
hopp till dem som söker naturlig lindring av åderbråck. Dess
inverkan på mikrocirkulationen och kärlhälsan gör det till ett
värdefullt terapeutiskt alternativ, som förtjänar att övervägas
inom en holistisk behandlingsmetod för venös insufficiens.

Känner du dig redo att utforska hur detta uråldriga, men alltid
relevanta, träd kan hjälpa dig att hantera dina åder-
bråckssymtom? Det är dags att överväga Ginkgo Biloba som
en del av din strategi för bättre vaskulär hälsa.

Mangifera indica L. – En tropisk allierad vid behandling av åderbråck

Har du någonsin undrat hur något så gott som mango också kan gynna din kärlhälsa? I det här kapitlet kommer vi att utforska hur Mangifera indica L., mer känd som mango, blir en avgörande komponent för hanteringen av åderbråck, tack vare dess rika bioaktiva komponenter och dess positiva effekter på mikrocirkulationen.

Mango är inte bara välsmakande, utan den är också laddad med en mängd hälsofrämjande föreningar:

Polyfenoler: Mangiferin och procyanidiner, kända för sina kraftfulla antioxidativa egenskaper, sticker ut.

Hydroxibensoesyra och hydroxikanelsyra: Föreningar som gallus- och ferulinsyra, som erbjuder antiinflammatoriska och skyddande fördelar för endotelcellerna i dina vener.

Föreställ dig att dina vener är små floder som måste flöda fritt för att upprätthålla hälsan i ditt cirkulationssystem. Handtaget hjälper till att:

Förbättra reaktiv hyperemi: Viktigt för ett effektivt vaskulärt svar på stress, vilket innebär att dina vener bättre kan anpassa sig till förändringar i blodflödet och undvika stasis som leder till åderbråck.

Öka eNOS-uttrycket: Detta är avgörande för att producera kväveoxid (NO), en vasodilaterare som slappnar av venerna, vilket förbättrar cirkulationen och minskar trycket som kan orsaka åderbråck.

Mango förbättrar inte bara blodflödet; Det verkar på cellnivå för att skydda dina vener:

Endotelförbättring: Ökad produktion av NO av ginsenosider hjälper till att hålla venerna flexibla och motståndskraftiga.

Skydd mot postprandial stress: Att konsumera mango kan minimera venskador efter glukosrika måltider, en anmärkningsvärd fördel för dem som vill hålla sina vener friska.

Dietary Mainstreaming: Tillsätt färsk mango i dina sallader, yoghurt eller som ett hälsosamt mellanmål mellan måltiderna. Du kommer inte bara att njuta av dess smak, utan också dess cirkulationsfördelar.

Medicinsk övervakning: Om du funderar på mangotillskott, särskilt om du redan har medicinska tillstånd eller är under farmakologisk behandling, rådgör först med din läkare.

Mango erbjuder mer än en exotisk smak; Det ger löfte om förbättrad vaskulär hälsa och ett mer aktivt, smärtfritt liv för

108

åderbråcksdrabbade. Genom att integrera mango i din dagliga rutin väljer du inte bara att njuta av utsökt frukt, utan du tar också ett aktivt steg mot bättre venhälsa.

Skulle du våga förändra din kost och din hälsa med den enkla handlingen att införliva mer mango i dina måltider? Det är dags att se denna tropiska frukt i ett helt nytt ljus, inte bara som en godbit, utan som en del av din arsenal mot åderbråck.

Praktiska tips

1. Inkorporering av mango i kosten:

Tillsätt färsk mango till dina dagliga måltider. Du kan använda den i sallader, smoothies, yoghurt eller helt enkelt som ett hälsosamt mellanmål. Regelbunden konsumtion av mango förbättrar inte bara din kärlhälsa tack vare dess bioaktiva föreningar, utan ger också en hälsosam dos av viktiga vitaminer och antioxidanter.

2. Upprätthåll en balanserad kost:

Kombinera mango med andra livsmedel som är rika på antioxidanter och antiinflammatoriska ämnen som röda frukter, gröna bladgrönsaker och nötter. Denna kombination förstärker de positiva effekterna av mango, förbättrar hälsan hos dina vener och minskar risken för inflammation och kärlskador.

3. Mango kosttillskott:

Rådgör med din läkare om att ta kosttillskott med mangoextrakt, särskilt om du redan har medicinska tillstånd. Kosttillskott kan vara ett koncentrerat och bekvämt sätt att få fördelarna med mango, särskilt om du inte regelbundet kan konsumera det i din kost.

Hur kan mango hjälpa till att förebygga och hantera åderbråck?

Mango innehåller polyfenoler som mangiferin och procyanidiner, som har antioxidativa och antiinflammatoriska egenskaper. Dessa föreningar hjälper till att förbättra mikrocirkulationen och minska inflammation, vilket kan lindra symtom på åderbråck och förhindra att de utvecklas.

Finns det några biverkningar förknippade med överdriven mangokonsumtion?

Det är säkert att äta mango, men om du äter för mycket kan det orsaka diarré på grund av det höga fiberinnehållet. Dessutom kan personer med latexallergi uppleva allergiska reaktioner på grund av närvaron av liknande ämnen i handtaget.

Kan jag få samma fördelar med mango genom kosttillskott?

Ja, kosttillskott med mangoextrakt kan ge en koncentration av nyttiga bioaktiva föreningar. Det är dock viktigt att rådgöra med en läkare innan du påbörjar någon tilläggskur för att säkerställa dess säkerhet och effektivitet i ditt specifika fall.

Tips för medicinsk övervakning

1. Inledande samråd:

Innan du börjar konsumera mango regelbundet eller ta mangotillskott bör du prata med din läkare för att bedöma ditt hälsotillstånd och få personliga rekommendationer.

En läkare kan hjälpa dig att bestämma rätt mängd och se till att det inte finns några interaktioner med redan existerande mediciner eller hälsotillstånd.

2. Kontinuerlig övervakning:

Om du bestämmer dig för att införliva mangotillskott bör du boka regelbundna möten med din läkare för att övervaka dina framsteg och justera dosen vid behov.

Kontinuerlig övervakning säkerställer att du får de önskade fördelarna utan negativa biverkningar.

3. Utvärdering av resultat:

Håll koll på eventuella förändringar i dina åderbråckssymtom och dela dem med din läkare under möten. Denna information hjälper din läkare att utvärdera effektiviteten av mango i din behandling och justera optimera resultaten.

Slutsats

Mango är inte bara en utsökt frukt utan också ett kraftfullt verktyg för att förbättra kärlhälsan och hantera åderbråck. Dess rika sammansättning av polyfenoler och andra bioaktiva föreningar gör den till en värdefull allierad i kampen mot åderbråck. Genom att integrera mango i din kost och följa din läkares rekommendationer kan du ta ett viktigt steg mot bättre venhälsa och en mer aktiv, smärtfri livsstil. Är du redo att göra mango till en regelbunden del av ditt liv och dra nytta av alla dess fördelar?

Vitamin B12 viktigt för behandling av åderbråck

Du kanske aldrig har tänkt på det, men vad du äter kan ha en direkt inverkan på hälsan i dina vener. I det här kapitlet kommer vi att utforska hur rätt näring, särskilt balansen mellan näringsämnen som vitamin B12 och folsyra, kan hjälpa till att hantera och potentiellt förbättra tillstånd som är förknippade med åderbråck, inklusive hyperhomocysteinemi (HHcy) som kan komplicera läkning av sår hos personer med åderbråck.

Kraften i näring i vaskulär hälsa

Brist på viktiga näringsämnen kan inte bara påverka ditt allmänna välbefinnande, utan det spelar också en avgörande roll för kärlhälsan. Låt oss se hur:

1. Vitamin B12 vid behandling av sår och åderbråck:

Inverkan på läkning: Vitamin B12 är avgörande för cellregenerering och nervfunktion. Brist på fotsår har i hög grad förknippats med förekomsten av diabetiska fotsår (DFU), en komplikation som också kan drabba dem som lider av åderbråck på grund av liknande problem med dålig cirkulation och neuropati.

Specifika fakta: Studier visar att personer med diabetes och lågt vitamin B12 har upp till 3,1 gånger högre risk att utveckla

DFU. Dessa data understryker vikten av att övervaka och korrigera denna brist, särskilt hos dem som regelbundet konsumerar metformin, ett läkemedel som är känt för att störa absorptionen av vitamin B12.

Biologiska och tekniska mekanismer: Hur vitamin B12 fungerar i din kropp

Nervfunktion och cellregenerering: Vitamin B12 är viktigt för att upprätthålla nervcellernas integritet och blodcellsbildning. I samband med åderbråck hjälper tillräcklig tillgänglighet av B12 till att förebygga komplikationer som magsår, som uppstår på grund av dålig läkning och perifer neuropati.

Viktiga interaktioner: Det är viktigt att vara medveten om interaktionerna mellan vitamin B12 och vissa mediciner, såsom metformin, som ofta används vid behandling av diabetes. Medicinsk övervakning är avgörande för att anpassa tillskottet på lämpligt sätt och undvika brist.

Praktiska rekommendationer att införliva i ditt liv

Kostintegration: Se till att du får i dig tillräckligt med vitamin B12 genom livsmedel som är rika på detta näringsämne, t.ex. kött, ägg och mejeriprodukter, eller genom kosttillskott om en brist upptäcks.

Medicinsk övervakning och tillsyn: Med tanke på vikten av vitamin B12 för kärlhälsan och dess interaktion med mediciner är det absolut nödvändigt att ha regelbunden medicinsk uppföljning för att anpassa tillskottet och optimera näringsnivåerna i kroppen.

Slutsats: Nutrition som en grundpelare för vaskulär hälsa

Att avsluta detta kapitel är att erkänna att effektiv hantering av åderbråck går utöver konventionell behandling. Att införliva ett informerat näringsmässigt tillvägagångssätt, särskilt när det gäller vitamin B12 och andra viktiga näringsämnen, kan inte bara förbättra åderbråcksrelaterade symtom, utan också öka den allmänna livskvaliteten. Är du redo att göra näring till en integrerad del av din strategi för hantering av åderbråck?

Praktiska tips

1. Naturliga källor till vitamin B12 och folsyra:

Inkorporera livsmedel som är rika på vitamin B12, t.ex. rött kött, fisk, ägg och mejeriprodukter. Om du vill ha folsyra kan du välja bladgrönsaker, baljväxter och citrusfrukter.

Dessa livsmedel förbättrar inte bara din vaskulära hälsa, utan de bidrar också till en balanserad och näringsrik kost.

2. Smart tillskott:

Om du har brist på vitamin B12 eller folsyra bör du överväga att ta tillskott under medicinsk övervakning. De rekommenderade dagliga doserna är 2,4 mcg vitamin B12 och 400 mcg folsyra för vuxna.

Rätt tillskott kan förebygga och korrigera brister, vilket förbättrar den venösa och allmänna hälsan.

3. Regelbunden övervakning:

Utför regelbundna blodprover för att övervaka nivåerna av vitamin B12 och folsyra, särskilt om du behandlas med mediciner som metformin.

Att upprätthålla optimala nivåer av dessa näringsämnen hjälper till att förebygga vaskulära och neuropatiska komplikationer.

Hur påverkar vitamin B12 hälsan hos mina vener?

Vitamin B12 är avgörande för cellförnyelse och nervfunktion. Det hjälper till att upprätthålla integriteten hos endotelceller i vener, vilket är viktigt för att förebygga komplikationer som venösa sår.

Vilka livsmedel bör jag inkludera i min kost för att se till att jag får i mig tillräckligt med vitamin B12 och folsyra?

Innehåller rött kött, fisk, ägg och mejeriprodukter för vitamin B12. För folsyra, ät bladgrönsaker, baljväxter och citrusfrukter.

Kan jag ta vitamin B12-tillskott om jag tar metformin?

Ja, men det är viktigt att göra det under medicinsk övervakning. Metformin kan störa absorptionen av vitamin B12, så du kan behöva justera dosen av tillskottet.

Tips för medicinsk övervakning

1. Inledande konsultation och diagnos:

Innan du börjar ta något tillskott av vitamin B12 eller folsyra bör du göra en medicinsk konsultation för att utvärdera dina nuvarande nivåer genom blodprover.

En korrekt diagnos gör att du kan anpassa tillskottet till dina specifika behov och undvika brister och överdrifter.

2. Kontinuerlig övervakning:

Schemalägg regelbundna läkarbesök för att övervaka dina nivåer av vitamin B12 och folsyra, särskilt om du tar mediciner som stör absorptionen av dem, t.ex. metformin.

Regelbunden övervakning säkerställer att du upprätthåller optimala näringsnivåer, förhindrar komplikationer och justerar doserna efter behov.

3. Justering av medicinering:

Om du tar mediciner som påverkar absorptionen av vitamin B12, till exempel metformin, diskutera med din läkare om du ska justera din dos eller byta medicin.

Att skräddarsy din behandling efter dina näringsbehov hjälper till att förbättra din allmänna hälsa och förebygga problem relaterade till vitaminbrist.

4. Riskbedömning:

Om du har ytterligare riskfaktorer, såsom diabetes eller hjärt- och kärlsjukdomar, se till att din läkare utvärderar hur dessa kan påverka ditt behov av vitamin B12 och folsyra.

En fullständig riskbedömning gör det möjligt att ta ett helhetsgrepp på din behandling, ta itu med alla komplikationer och förbättra din livskvalitet.

5. Utbildning och löpande stöd:

Be din läkare om pedagogisk information om vikten av vitamin B12 och folsyra för kärlhälsan, samt strategier för att upprätthålla en balanserad kost.

Att vara välinformerad gör att du kan fatta bättre beslut om din hälsa och upprätthålla en livsstil som stöder hälsan i dina vener.

Hur vet jag om jag har brist på vitamin B12 eller folsyra?

Vanliga symtom på vitamin B12-brist är trötthet, svaghet, anemi och neurologiska problem som stickningar i extremiteterna. Folsyrabrist kan orsaka anemi, irritabilitet och koncentrationssvårigheter. Ett blodprov är det bästa sättet att diagnostisera dessa brister.

Hur snabbt kan jag förvänta mig att se förbättringar av mina åderbråckssymtom efter att jag börjat ta vitamin B12 och folsyra?

Förbättringstiderna kan variera beroende på graden av brist och individuellt svar på behandlingen. Vissa människor kan märka förbättringar i sina energinivåer och venhälsa inom några veckor, medan det för andra kan ta längre tid. Det är viktigt att följa din behandlingsplan och övervaka dina framsteg med din läkare.

Finns det risker med att ta för mycket vitamin B12 eller folsyra?

Vitamin B12 är säkert även i höga doser, eftersom kroppen eliminerar överskott genom urinen. För mycket folsyra kan dock maskera en vitamin B12-brist och leda till neurologiska problem. Det är därför det är viktigt att följa din läkares doseringsrekommendationer och undvika oövervakade självtillskott.

Att införliva vitamin B12 och folsyra i din kost och tillskott, under rätt medicinsk övervakning, kan avsevärt förbättra hälsan hos dina vener och hanteringen av åderbråck. Detta näringsmässiga tillvägagångssätt tar inte bara itu med brister som kan komplicera ditt tillstånd, utan bidrar också till ditt allmänna välbefinnande. Att fatta välgrundade beslut och ha stöd från din läkare gör att du kan optimera din behandling och njuta av en bättre livskvalitet.

Kraften i probiotika vid hantering av åder-bråck

Inledning: Är det möjligt för nyttiga mikroorganismer att modifiera hälsan hos dina vener?

Du kanske aldrig har tänkt på hur mikroorganismerna som bor i din tarm kan påverka hälsan hos dina vener. I det här kapitlet kommer vi att utforska ett innovativt tillvägagångssätt för hantering av åderbråck och deras associerade komplikationer: probiotikatillskott. Följ med mig på en resa genom vetenskapen bakom dessa små allierade och hur de kan förändra din kamp mot åderbråck.

Probiotika, de levande mikroorganismer som när de administreras i tillräckliga mängder ger fördelar för värdens hälsa, har visat sig lovande inte bara för att förbättra tarmhälsan utan också för att modulera inflammatoriska processer som påverkar andra delar av kroppen, inklusive cirkulationssystemet.

1. Intervention och kliniska resultat:

Interventionsstudie: En grupp deltagare fick daglig probiotika inklusive Lactobacillus acidophilus, Lactobacillus casei, Lactobacillus fermentum och Bifidobacterium bifidum i 12 veckor.

Observerade resultat: Signifikanta minskningar registrerades i venösa sårdimensioner - längd, bredd och djup - och förbättringar av allmänna hälsoindikatorer såsom totalkolesterol och nivåer av C-reaktivt protein (CRP), en markör för inflammation.

Underliggande biologiska mekanismer

Probiotika fungerar genom flera mekanismer som kan vara särskilt fördelaktiga för personer som lider av åderbråck:

Förbättrad tarmhälsa och minskad systemisk inflammation: Probiotikatillskott stärker tarmbarriären, minskar inträdet av gifter i blodomloppet och modulerar immunförsvaret, vilket minskar systemisk inflammation som kan förvärra åderbråck.

Påverkan på ämnesomsättningen: Genom att förbättra tarmfunktionen kan probiotika också påverka lipid- och glukosmetabolismen, faktorer som påverkar kärlhälsan.

Praktiska tillämpningar: Integrera probiotika i din dagliga rutin

Inkorporering av probiotika i kosten: Förutom kosttillskott kan livsmedel som är rika på probiotika som yoghurt, kefir, surkål och andra fermenterade livsmedel vara en effektiv strategi för att förbättra tarmfloran och därmed kärlhälsan.

Medicinsk övervakning: Innan du börjar ta tillskott, särskilt om du är under medicinsk behandling eller har redan existerande tillstånd, är det viktigt att rådgöra med en sjukvårdspersonal. Övervakning säkerställer en säker och effektiv integrering av probiotika i din åderbråcksbehandling.

Att lägga till probiotika i din hälsoregim kan vara ett värdefullt tillvägagångssätt, inte bara för att förbättra tarmhälsan utan också för att hantera tillstånd som åderbråck, och erbjuda ett alternativ eller komplement till konventionella terapier. Med sin förmåga att minska inflammation och förbättra cirkulationen håller probiotika på att bli en grundläggande komponent i den omfattande strategin för hantering av åderbråck.

I det här kapitlet har vi utforskat hur små, vardagliga val i din kost och hälsohantering kan ha en djupgående inverkan på ditt vaskulära välbefinnande. Är du redo att prova probiotika och se hur de kan hjälpa dig i din kamp mot åderbråck?

Tillgängliga studier tyder på att probiotika kan förbättra tarmhälsan och minska inflammation, vilket indirekt kan gynna kärlhälsan. Dessutom har det observerats att de kan påverka lipid- och glukosmetabolismen, vilket också kan ha en positiv inverkan på åderbråck genom att förbättra cirkulationen och minska inflammation.

Trots de potentiella fördelarna är det viktigt att närma sig probiotikatillskott med försiktighet, särskilt hos personer med redan existerande tillstånd eller de som är under medicinsk behandling, på grund av potentiella interaktioner och biverkningar. Inga specifika interaktioner mellan probiotika och andra läkemedel har dokumenterats i samband med åderbråck, men medicinsk övervakning rekommenderas alltid vid introduktion av nya kosttillskott, särskilt hos personer som tar blodförtunnande mediciner eller andra komplexa behandlingar.

Sammanfattningsvis, även om inkluderingen av probiotika i behandlingen av åderbråck kan ge vissa fördelar på grund av deras inverkan på inflammation och tarmhälsa, behövs mer klinisk forskning för att fastställa fasta och säkra rekommendationer för deras specifika användning vid detta tillstånd.

Praktiska tips

1. Inkorporering av livsmedel som är rika på probiotika:

Lägg till fermenterade livsmedel som yoghurt, kefir, surkål och kimchi till din dagliga kost.

Dessa livsmedel är naturliga källor till probiotika som kan hjälpa till att balansera din tarmflora och förbättra din vaskulära hälsa genom att minska inflammation.

2. Probiotiska tillskott:

Om du bestämmer dig för att ta probiotiska kosttillskott ska du leta efter de som innehåller stammar som Lactobacillus acidophilus, Lactobacillus casei, Lactobacillus fermentum och Bifidobacterium bifidum.

Dessa stammar har visat sig ha gynnsamma effekter för att minska inflammatoriska markörer och förbättra den allmänna hälsan.

3. Konsistens i konsumtionen:

För maximala fördelar, konsumera probiotikarika livsmedel eller kosttillskott regelbundet och konsekvent.

Regelbunden konsumtion bidrar till att upprätthålla en balanserad tarmflora och minskad inflammation, vilket är avgörande för kärlhälsan.

Hur vet jag om jag behöver probiotika?

Om du ofta upplever matsmältningsproblem, inflammation eller har en historia av långvarig antibiotikaanvändning kan du ha nytta av probiotika. Det är dock viktigt att prata med din läkare för att bedöma din specifika situation.

Kan probiotika verkligen förbättra mina åderbråck?

Även om specifika studier på probiotika och åderbråck är begränsade, tyder bevis på att probiotika kan minska systemisk inflammation och förbättra tarmhälsan, vilket indirekt kan gynna kärlhälsan och hjälpa till att hantera åderbråck.

Finns det några biverkningar när man tar probiotika?

I allmänhet är probiotika säkra för de flesta. Vissa kan uppleva milda matsmältningssymtom som uppblåsthet eller gaser i början av konsumtionen, som vanligtvis försvinner efter några dagar. Det är viktigt att börja med låga doser och gradvis öka dem.

Tips för medicinsk övervakning

1. Inledande konsultation och diagnos:

Innan du börjar med probiotikatillskott bör du göra en medicinsk konsultation för att bedöma dina specifika behov.

En korrekt diagnos säkerställer att du får rätt typ och antal probiotika för din specifika situation.

2. Kontinuerlig övervakning:

Schemalägg regelbundna läkarbesök för att övervaka effekterna av probiotika på din vaskulära hälsa.

Regelbunden uppföljning gör att tillskottet kan justeras efter behov för att maximera fördelarna och minimera eventuella negativa effekter.

3. Läkemedelsinteraktioner:

Berätta för din läkare om eventuella mediciner du tar för att utvärdera potentiella interaktioner med probiotika.

Detta är särskilt viktigt om du tar antibiotika eller immunsuppressiva läkemedel, eftersom dessa kan interagera med probiotika.

Att lägga till probiotika i din hälsoregim kan vara ett värdefullt tillvägagångssätt, inte bara för att förbättra tarmhälsan utan också för att hantera tillstånd som åderbråck, och erbjuda ett alternativ eller komplement till konventionella terapier. Med sin förmåga att minska inflammation och förbättra cirkulationen håller probiotika på att bli en grundläggande komponent i den omfattande strategin för hantering av åderbråck.

Tacksamhet

Jag vill uttrycka mitt uppriktiga tack till alla människor som har köpt den här boken i syfte att lära sig mer om hanteringen av åderbråck genom näring och naturliga terapier. Ert förtroende för det här projektet betyder mycket för mig och jag hoppas att den information som presenteras här kommer att vara till stor hjälp för er på er väg mot bättre hälsa.

Till dem som dagligen står inför utmaningarna med åderbråck vill jag säga att jag beundrar er beslutsamhet och ansträngning för att förbättra er livskvalitet. Den här boken är skriven för dig, i hopp om att erbjuda dig lindring och effektiva lösningar.

Om du har funnit innehållet i den här publikationen värdefullt, inbjuder jag dig att lämna dina kommentarer och förslag på ämnen som du skulle vilja se i framtida böcker. Dessutom, om du har ett ögonblick, skulle det vara till stor hjälp för mig om du delade din åsikt och betygsatte den här boken i butiken där du köpte den. Ditt stöd kommer att hjälpa fler människor att upptäcka mitt arbete och motivera mig att fortsätta producera böcker om relevanta och användbara ämnen inom hälsa och kost.

Kom alltid ihåg att en korrekt kost och ett omfattande tillvägagångssätt kan förebygga och behandla många hälsoproblem, inklusive åderbråck. Tack än en gång för ditt stöd och för att du är en del av denna gemenskap som ägnar sig åt välbefinnande och hälsa. Tillsammans kan vi uppnå ett hälsosammare och problemfritt liv!

Tack!

128

Bibliografi:

1. Melo PG, Mota JF, Nunes CAB, et al. Effects of Oral Nutritional Supplementation on Patients with Venous Ulcers: A Clinical Trial. *J Clin Med*. 2022;11(19):5683. Published 2022 Sep 26. doi:10.3390/jcm11195683
2. Takai Y, Hiramoto K, Nishimura Y, Uchida R, Nishida K, Ooi K. Association between itching and the serum zinc levels in patients with varicose veins. *J Pharm Health Care Sci*. 2017;3:24. Published 2017 Sep 21. doi:10.1186/s40780-017-0092-9
3. Nocera R, Eletto D, Santoro V, et al. Design of an Herbal Preparation Composed by a Combination of *Ruscus aculeatus* L. and *Vitis vinifera* L. Extracts, Magnolol and Diosmetin to Address Chronic Venous Diseases through an Anti-Inflammatory Effect and AP-1 Modulation. *Plants (Basel)*. 2023;12(5):1051. Published 2023 Feb 26. doi:10.3390/plants12051051
4. Raposo A, Saraiva A, Ramos F, et al. The Role of Food Supplementation in Microcirculation-A Comprehensive Review [published correction appears in Biology (Basel). 2023 Sep 01;12(9):1198. doi:

10.3390/biology12091198]. *Biology (Basel)*. 2021;10(7):616. Published 2021 Jul 2. doi:10.3390/biology10070616

5. Qiu Y, Osadnik CR, Team V, Weller CD. Effects of physical activity as an adjunct treatment on healing outcomes and recurrence of venous leg ulcers: A scoping review. *Wound Repair Regen*. 2022;30(2):172-185. doi:10.1111/wrr.12995

6. Bossart S, Boesch PF, Keo HH, Staub D, Uthoff H. Endovenous Thermal Ablation for Treatment of Symptomatic Saphenous Veins-Does the Body Weight Matter?. *J Clin Med*. 2023;12(17):5438. Published 2023 Aug 22. doi:10.3390/jcm12175438

7. Bechara N, Gunton JE, Flood V, Hng TM, McGloin C. Associations between Nutrients and Foot Ulceration in Diabetes: A Systematic Review. *Nutrients*. 2021;13(8):2576. Published 2021 Jul 27. doi:10.3390/nu13082576

www.ingramcontent.com/pod-product-compliance
Lightning Source LLC
Chambersburg PA
CBHW071223260726

48653CB00042B/1775